目次

2章 仁川空港の生老病死

3章 知っているようで知らない航空病の話

4章 空港医師が生きる世界

はじめに　「ユ・クイズ」がすくい上げてくれた空港病院の話

　ある日、病院の広報室から連絡が入った。某テレビ局が新たに始まるバラエティー番組で、仁《イン》川《チョン》空港の裏側を紹介するにあたり、空港医療センターのよもやま話を扱いたいと申し出てきたらしい。断る理由なんてなかった。華やかな空港を支える、さまざまな分野の陰の功労者たちの日々の奮闘を世間に発信し、彼らの努力を称えてもらえるなら、これほどうれしいことはないではないか。

　程なくして、番組の統括プロデューサーとメインの放送作家に会うことになった。うきうきしながら二時間強のインタビューを受け、二十年に及ぶ空港病院勤務で経験した数々のエピソードを静かに振り返る。プロデューサーたちの反応は上々で、収録日もすぐに決まった。テレビでしか見たことのない芸能人たちが空港医療センターにやってくると、楽しい撮影が一時間近く行われた。カッコよく編集された我らが医療センターの物語が、全国で大々的に放送される！　ぼくはその日を心待ちにしていた。

　ところが、そんな思いとは裏腹に、事はうまく進まなかった。いざ編集してみたら、制作サイドが当初予定していたものとは毛色の違う仕上がりになったとして、内々に待ったがかかったというのだ。恐縮しきりのプロデューサーを前に、ぼくが努めて平気なふりをしていた時だった。突然そのプロデューサーが、少し前に自らも出演した「ユ・クイズ ON THE BLOCK」という番組のスタッフに、この医療センターを紹介したいと言いだした。

聞けばこのプロデューサー、韓国では言わずと知れた時事告発番組も手掛けているそうだ。社会の闇を暴いて不条理な事件の真相を究明したり、闇に葬られた事件や事故にスポットを当てて真実を明らかにしたりする番組である。ぼくと妻も、その番組は昔から好きで観ていたけれど、その番組が出来上がるまでに、事件を取材し、問題点をあぶり出して映像を組み立てるスタッフの努力や苦労などは、一介の視聴者の立場で詳しく知るはずもなかった。ぼくは彼と診察室でじっくり語らう中で、その苦労を初めて知った。

「院長先生。こういう番組を作ってると、脅迫を受けたり身の危険を感じたりすることも多いんです。だから、プライベートはある程度、諦《あきら》めないといけない。でも、誰かがやらなきゃいけないことだから、これも自分の宿命だと思って頑張ってます。院長先生にインタビューした時、それと似たようなものを感じたんですよね。一見華やかに見える空港の裏で奮闘する医療スタッフや救急隊のことは、それをきちんと伝えることができる番組で紹介したいと思います」

若いプロデューサーのまっすぐな思いが心に響いた。日頃、あまりバラエティー番組を観ないぼくも「ユ・クイズ」だけは欠かさず観ていた。「ユ・クイズ」の放送が始まった当初は、メインMCのユ・ジェソクと相棒のチョ・セホが、あちこちの路地を回りながら、身近にいる〝ごく普通の人たち〟と小さなテーブルを囲み、お尻がはみ出るほど小さな釣り椅子に座って、彼らの話に耳を傾けながら、平凡な彼らの人生を特別なストーリーに変えていく魔法のような話術に魅了されたものだ。

ぼくは高鳴る胸を抑えつつ、努めて冷静に出演の意思を伝えた。そして、正式に出演が決まったら、空港医師として過ごしたこの二十年間について、惜しまず語ると心に決めた。「ユ・クイズ」の放送作家から数時間にわたる電話インタビューを受け、話の構成を固めたり、事実確認をしたりするのに何週間かかっただろうか。今となっては記憶もあいまいだ。

収録当日、期待と不安が招いた前日の睡眠不足も、結婚式以来のフルメイクがもたらしたとてつもない緊張感も、ジェソクさんがスタジオで見せてくれた明るい笑顔のおかげで軽々と吹き飛んだ。約二時間かけて行われた収録は終始笑いに包まれて、円満に終了した。家までの帰り道、ぼくはあまりのうれしさに車の中で鼻唄をうたった。それでも収録を終えて放送日が決まるまでは、もちろん期待も大きかったけれど、もしかしたら自分の出演シーンが全部カットされるとか、お蔵入りになるのではないかという不安も尽きなかった。いよいよ番組が放送されるという水曜の夜は、行きつけの刺身店で親しい人たちと、焼酎やビールを手に、はやる気持ちで自分の出演シーンが流れるのを待った。

——百八十一話、ピサン。

空港病院だから〝飛ぶ〟という意味の〝飛翔《ピサン》〟かと思ったのだが、続いて〝常ならぬ非常《ピサン》な責任感を抱き、空港の最前線で人命を救う仁川国際空港医療センターのシン・ホチョル院長を紹介します〟というテロップが表示される。同時に、緊張に包まれていた店内が歓呼と拍手で沸き返った。翌日には、そこかしこからお祝いの電話とメールが入った。それまでよそよそしかったご近所さんたちも、温かく親しげな笑みを浮かべて挨拶してくれるようになったし、行きつけの店などは、ぼくのサインを店内に飾ろうなんて冗談まで言ってくるものだから、ちょっと鼻が高くなった。診察を受けに来た人たちがぼくに気付いて、「ご苦労さま」「ありがとう」と声をかけてくれることも、それまで以上に増えてきた。なかなか心労の絶えない空港医師生活だけれど、なんだか少し報われた気分だ。それから、この二十余年間、診察室で顔を合わせてきた空港の常駐職員たちが、誇らしげにしてくれるのが何よりうれしかった。

それでも、だんだん時間が経つと、満たされていた心に物足りなさも感じるようになった。たかだか二十分程度の放送では収まりきらない空港病院の物語が、ふとした拍子に頭の中を駆け巡る。ずっと胸にとどめるばかりで打ち明ける場のなかった、空港を舞台にした人々の切ないエピソードが事あるごとに喉元まで込み上げてきた。どういうわけか、ここで話しておかなければ、国際空港の華やかなイメージに埋もれて、それらの話が永遠に日の目を見ないような気がした。

念じればかなうということだろうか。ちょうどそこへ出版依頼が舞い込んできた。番組内で語りきれなかった話を聞かせてほしいというのだ。医者が書いたエッセイは他にもあるし、医療現場を描いたドラマもたくさんあるが、空港病院や航空医学を扱ったものはほとんどないから、年間数千万もの人が行き交う国際空港の命にまつわるドラマには、人々に語るだけの価値があるとのことだった。その言葉を聞いて、それなら一冊、本を書いてみようという気持ちになった。

文章を書くというのは、なんとも難しいことだ。ぼくのように、論文や講座資料しか作ったことのない人間には、もはや未知の領域である。頭に浮かんだことや、湧き上がる感情を言葉に落とし込むだけでも大変なのに、洗練された表現を生み出すなんて到底できそうにない。それでも、やってできないことはないと信じ、一文一文丁寧に、正直に、書き綴ってみることにした。この世に生まれたからには、自分の名が刻まれた本を一冊くらい残したいという思いで——。そして、ぼくをはじめとした、空港を支えるスタッフたちの苦労に

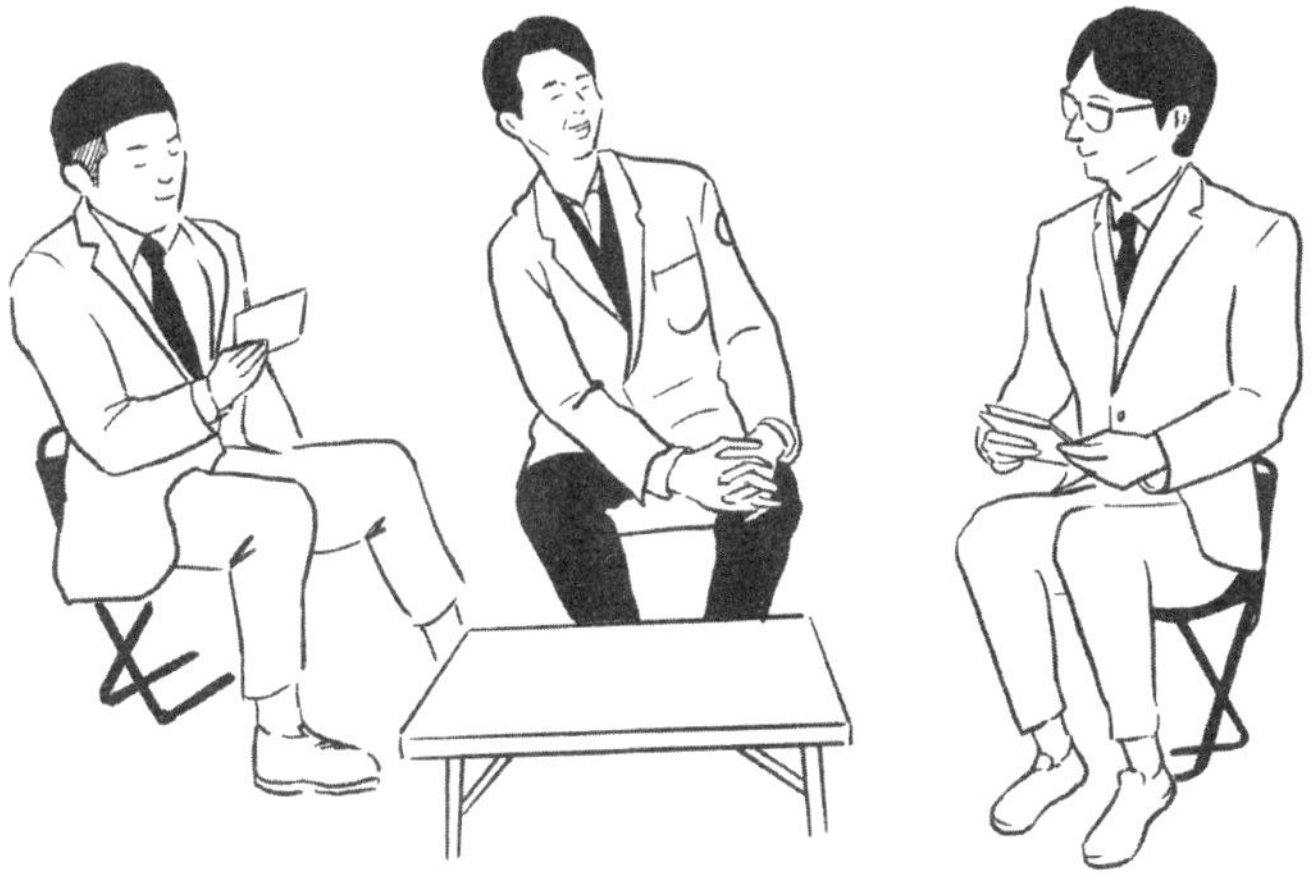

少しでも目を向けてもらいたいという思いで――。

そう考えてみると、この本は「ユ・クイズ ON THE BLOCK」がすくい上げてくれた、ぼくの心に残る空港病院物語ということになる。ぼくにとってこの本の執筆作業は、生と死、仕事と愛、自らが突き進む医師道に対する自問自答の連続だった。だから、この本はある意味で「シン・クイズ ON THE 空港」ということになるだろう。こうしてぼくはしばらくの間、執筆という脇道を歩んだ。そんなふうに〝横道にそれた〟ぼくを思い切り応援してくれた妻と、その都度手を貸してくれたたくさんの人たちに感謝の言葉を伝えたいと思う。

1章 医者が空港へ行った理由

三年後のベンツ乗りから二十年目の空港暮らしまで

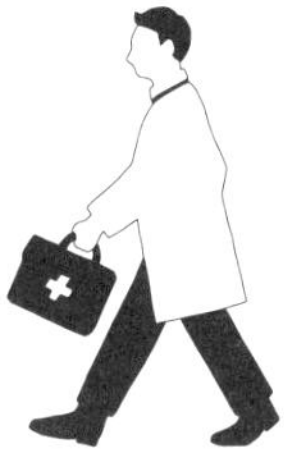

飛行機に乗るんですか？ ならば、ぼくには会いませんように

ぼくは〝空港医師〟だ。空港の病院で診察を行う医師。〝空港の病院〟なんて言われても、ピンとこないかもしれないけれど、空港は多くの人々が行き交う場所。人が多く集まる場所には、負傷者や病人が付き物である。そのため国際民間航空機関（ＩＣＡＯ）は、国際空港に対し、緊急事態に対応可能な一定規模以上の医療機関を置くよう規定している。なお、月に約六百万人（二〇二四年一月時点）、年間七千万人以上が利用する仁川国際空港には、家庭医学科・内科・外科の専門医六名と、看護師八名、臨床検査技師、放射線技師、行政職員など二十余名の医療スタッフと各種装備をそろえて、二十四時間、年中無休で稼動する医療センターがある。

とはいえＩＣＡＯの規定は勧告に過ぎず、法的強制力がない。しかも、世界に千か所余りある国際空港は、地理的・文化的条件がそれぞれ異なるため、国際空港の全てに仁川空港と同水準の病院が設置されているわけでもない。たとえばヨーロッパやアメリカにある国際空港のほとんどは、急患が発生した場合、外から救急隊がやってきて、患者を即座に空港外へ移送する。長くて

も三十分以内には近くの総合病院へ運べるため、わざわざ空港内で医療行為を行う必要がないからだ。韓国も仁川を除く六つの国際空港のうち、済州《チェジュ》空港と金海《キメ》空港だけが、最低限の要件を備えた医療機関を置いている。

仁川国際空港医療センターが、これほどの規模で二十四時間、三百六十五日稼動しているのは、空港が都心から遠く離れた永宗島《ヨンジョン》にあるからだ。今は仁川大橋のおかげで少しはよくなったけれど、かつては永宗島で急患が発生すると、一番近い総合病院まで運ぶのに優に一時間はかかっていた。それだけ長い時間、救急車の中で心臓マッサージを行うのは、とんでもなく骨の折れることだ。けれど、救急車の中では死亡宣告が下せないので、総合病院に到着するまでは、途中で処置をやめるわけにもいかない。まあそれも、医療スタッフが苦労するだけなら甘受できるところかもしれないが、患者の立場からしたらどうだろう?

二〇〇一年の仁川国際空港開港時、島という地理的特性がもたらす医療アクセスの脆弱性《ぜいじゃく》を補うべく、空港公社は提携病院探しに乗り出した。そこに大韓航空と母体を同じくする仁荷《インハ》大学病院が名乗りを上げ、協約締結後、二十四時間対応の救急医療体系を整えた医療センターが設立された。当時まだレジデントだったぼくも、年に数か月ほどは夜間当直で空港に派遣されていた。ちなみに開院当初、空港職員が簡単な応急処置を受けるための医務室程度と思われていた医療センターは現在、年間六万人余りを診察し、一万人以上の健康診断を行う、空港一帯のかかりつけ医的役割を担っている。

それでもここは、いわゆる〝ドル箱〟ではない。空港で閑古鳥が鳴いていた新型コロナウイルスのパンデミック時に至っては、言わずもがなだ。医療センターの主な任務は、軍隊における即応対処部隊や、消防署における救急救命士のような、〝万が一〟の医療的緊急事態に備えた公益的業務の遂行だから、当然といえば当然だろう。ゆえに空港公社からは、有形無形の支援をある程度受けているが、センターの莫大な運営費をまかなうには至っていない。ついでにいうと、国からも支援はない。どれだけ大義があろうとも、こうした組織は資本主義社会において肩身が狭くなるものだ。よって、もちろん発言権も弱い。だから最低限、職員たちの人件費くらいは捻出すべく必死になって診察にあたるというのが、医療センターの責任者たるぼくの立場なのだが、どう頑張ってみたところで限界はある。もしかするとぼくがこの本を書く動機の一つには、そういう部分もあるのかもしれない。こういうかたちでもいいからセンターの奮闘と公益性を世間に伝え、お金には代えられないやりがいと誇りをスタッフたちに感じてもらうため。それに加えて、旅行客たちに安心して仁川国際空港を利用してもらい、元気に旅をしてきてもらうため——。

飛行機に乗るため仁川国際空港へ来る旅行者たちには、空港医療センターがあるから安心して空港を利用してほしいと思う。けれどできることなら、ぼくをはじめとした医療スタッフに会わずに済むよう、健康を保ってほしいと思う。

〝真っ赤な電話〟を受ける家庭医学専門医

空港は、見る角度によって異なる性質を持つ場所だ。利用客にとってはときめく旅の出発地であり、ほっとする終着地といえるだろう。しかし、検疫所で働く人たちにとっては〝疾病の国境〟である。税関職員たちにとっては密輸阻止の砦《とりで》であり、空港警察隊にとってはテロ対策の最前線だ。けれど、それと同時に全ての常駐職員にとって、ここは生活の基盤でもある。なお、我々医療センターのスタッフにとって、ここは実に多彩な医療処置が求められる、バラエティー豊かな診療現場だ。

人種も国籍も職業も年齢も、文字どおり多種多様な人たちがやってくる場所だから、それも当然。軽い風邪から、高血圧や糖尿病といった持病、時には死の淵をさまようほど重篤な心臓・脳血管系の症状まで、あらゆる症状を抱えた患者と接することになる。皮膚が裂け、骨が折れた患者の傷口を縫合し、ギプスを添えることもある。だが場所が場所だけに、いかなる症状の患者も一次的な処置だけ終えたら、専門治療が可能な総合病院に移送するのが空港医師の務めだ。

ついでに空港医師は、患者の姿も見ずに診察するという、奇想天外な場面に出くわすこともある。それが〝レッドコール〟だ。運航中の航空機内で急患が発生した場合、衛星電話を使って地上にいる医師から医療支援を受けるシステムである。医療人にとって、この電話ほどストレスフルなものはない。正確さと緻密さが求められる医療処置を、客室乗務員から伝え聞いた症状だけを頼りに推測・判断して、迅速に行わなければならないからだ。ゆえに空港医師には、細分化された診療科目における高度な専門技術よりも、包括的な健康と医療に関する幅広い知識や見識が求められる。要するに、家庭医学科の専門医こそ適任ということだ。

研修医時代、ぼくは外科に来るよう勧められることが多かった。まさに〝外科タイプ〟の体格をしているというのが、その理由だ。内心、少し興味はあった。患者から絶大な信頼を得ている外科医こそ〝医者の中の医者〟という気がしたし、白衣を脱いで緑色の手術着に着替え、クリーンルームに入った時に、全身を吹き抜ける清らかな無菌空気が与えてくれる緊張感も好きだった。〝手術の神〟になりたいという野望もそれなりにあった。けれど、エアーシャワーを浴びているほんの一瞬、気分が高まるというだけで、手術室に漂う張り詰めた雰囲気はぼくに向いていなかった。結局、家庭医学科教授の名講義と、苦楽を共にした仲間たちのアドバイスに後押しされ、ぼくは家庭医学科を専攻することになった。

レジデント修了後、二〇〇五年に発令を受け、仁川国際空港医療センターの救急センター長に就任した。この人事には学長の推薦がかなり効いていたようだ。晩学のレジデントが仲間たちの足を引っ張らぬよう気を遣い、終業後まで患者とその家族をケアしようと努める姿が高く評価されたのだそうだ。空港病院はあらゆる患者を受け入れるところだから、内科から外科まで幅広く経験を積むことができるうえに、何といっても人当たりのいいぼくの性格が活かせる場だと判断したらしい。ぼくはおだてに弱い人間だから、そうなのかな、なんて自惚《うぬぼ》れて、学長の言葉に従った。レジデントとしては若くなかったけれど、まだまだ血気盛んな年頃だったし、学長に評価されたことにも感激していたから、期待を裏切らないようにしようと純粋に思った。

ひとまずこれまで習ってきたことを、余すことなく活かせるのだと思ったら心が躍った。レジデントとして空港に派遣された時は、本院では味わえないようなエネルギッシュな環境に興味をそそられたし、その場でうまく立ち回れている自覚もあったから、そこでやっていける自信もあった。それに航空医学は専門科目として存在するものではないので、まるで自分が新たな世界を切り拓いているような気持ちにもなれる。しかもぼくは学長の見立てどおり、人と話すことも、人から認められることも大好きな青年だったらしい。外科タイプの体格ながら家庭医学科を専攻したのも、そういう性格ゆえだろう。ぼくは患者とコミュニケーションを取りながら、彼らの暮らしを理解して、健康問題について話し合いつつ生活指導を行うことに、どんどん興味を覚えていった。

空港勤務を決めてから、ぼくは自分の中で一つの目標を立てた。空港の常駐職員たちから信頼される、彼らのかかりつけ医になること――。そのせいだろうか。ぼくは当初から職員の健康診断に注力していた。基本健診に加えて、胃癌や肝臓癌といった各種癌検診に至るまで、自ら全て担当したのだ。朝、出勤してくると四十人もの受診者が待っており、午前中の三時間だけで百五十人もの健診を行う日もあった。その合間には、度々レッドコールも受けた。レッドコールでは、自分が下した一瞬の判断と決定が、患者の命と、乗客のスケジュールと、航空会社の燃料費と、管制室のフライト調整と……に大きく関わるため、飛行中の機内の状況を正しく知るとともに、そこで求められる医学的知識を得るため、際限なく学び続ける必要がある。

終業時刻を迎える頃には、すっかりへとへとになっていた。今日も一日、無事に終わったという安堵感が唯一の慰めだ。それでも、自分だけが大変なのではないと自らに言い聞かせた。救急センターを支える医師たちはもちろん、ICUや胸部外科の医師たちだって、みんなそうなのだ。だから今日一日を無事に過ごせたことが、どれほどありがたいことかを考えながら、自らを戒めた。経験を積む中で、少しずつ落ち着いてはきたものの、これだけの緊張感を耐え抜くには、どうしてもそれ相応の根性が必要になる。誰かに強要されたことなら、きっと途中で投げ出していただろう。自らの意志だったから、その都度自分に課題を出して、それをどうにか解決すべく努めてこられたのだと思う。

空港医師としての二十年余りの経験は、空港という場所が誰かにとっての人生の終着地にもなり得るということを教えてくれた。それがぼくの不注意によるものであっては決してならない。空港で働く人たちの多くは、ぼくに限らず、そうした緊張感を持って働いている。航空災害は、一度起きれば大惨事になりかねない。そして、そうした災害は人目に付かない場所で、気付かないうちに目立たず始まるものだ。そういうものと共に戦う、華やかな空港の陰の功労者たちとの連帯感は、日々、ぼくを奮い立たせる原動力の一つになっている。

兵役中は軍医官でなく、医務兵？

男性医師の大半は、大学卒業後、医師免許を取得してから軍医官や公衆保険医として兵役に就く。だがぼくは、医師免許を必要としない陸軍野戦部隊の医務兵だった。そう言うと、みんなは訝《いぶか》しげな顔で聞いてくる。「はっ、なんで？」

ぼくは医学部を卒業するのに、十二年かかってしまった。医学部の授業についていけなかったからではなく、いわゆる〝学生運動家〟だったからだ。学生運動に入れ込んだせいで、落ちこぼれたといっても過言ではない。一九八〇年代末、学生運動も下火になりかけていた頃のことだ。別に、世界を変えてやろうなんて気概があったわけではない。ただ不正がまかり通る世の中に憤る熱血漢だったというだけだ。ぼくは運動家の先輩たちが主体となって企画した入学オリエンテーションに参加したあと、学生支援団として富平《プピョン》の小さな中小企業のストライキ現場に向かった。それが自分の人生にどんな影響を与えるか、その時は想像すらしていなかった。高学年は医療ボランティアを、低学年は夜間の見張りと前衛隊の役割を担った。ぼくはストライキ参加者の大部分を占める同年代の女性労働者たちと一緒に労働歌を覚え、討論を重ねる中で世の中の不条理を知るに至った。大した苦労もなく育ってきたぼくにとっては、かなり衝撃的なことだった。ご承知のとおり、医大というのは勉強についていくだけでも大変なところだ。それにもかかわらず血気盛んだった当時のぼくは、労働の価値が認められ、人権が保障される世界をつくることのほうが先決だと考えていた。

自分で言うのは気が引けるけれど、ぼくは仁川で名の知れた秀才だった。小学生の頃から、こと勉強においては挫折知らずだったのだ。そんな優等生の志望校は一貫して、陸軍士官学校。子どもだったぼくの世界観に照らすと、自らが目指すべきものは常に〝男として最も正義感あふれる職業〟である軍人だった。ところが高校一年生の時、そんなぼくの〝人生の羅針盤〟の針が大きく揺れ動く。母が亡くなったのだ。洗濯物を干そうとベランダに向かう途中で倒れた母は、数時間後に遺体で発見された。死因は高血圧。きちんと薬さえ飲んでいれば、こんなことにはならなかったはずだ。母に薬を処方した医師が、もう少し親身になって服薬指導をしてくれていれば……。そんな思いが十六歳の少年の心に火を付けた。とてつもなく腹が立った。けれど、その一方で、医師という職業の役割と重要性にも目を向けさせられた。

決定打となったのは、高三の時の担任教諭による医学部進学への強い勧めだ。当時のぼくは仁川の実家を早く出て、一人暮らしをすることばかり考えていたから、どうにかソウルの大学へ進学しようと考えていた。ところが先生は、事あるごとに仁荷大学の医学部に願書を出せと言ってくる。あとで分かったことだが、当時は設立して間もない地元の医学部に、優秀な学生を送ろうという動きがあったそうだ。とにかく、ちょうど羅針盤の針も揺らいでいたところだったので、ぼくは最終的に仁荷大学の医学部を受験して次席で入学すると、学費は全額奨学金で、生活費まで保証された〝前途有望な医大生〟になった。これが、のちに空港医師になるぼくの運命の第一歩である。だが、運命にはいたずらが付き物なのだろうか。学生運動に参加して大学を除籍になったぼくにとって、これは優等生人生における最初の屈辱であり、運命における最初のつまずきになった。

一九九一年、ぼくは「集会およびデモに関する法律」違反など、実に八種もの罪状で逮捕され、鶴翼《ハギク》洞拘置所に収容された。当時ぼくらのグループの活動は〝民衆民主主義〟路線。にもかかわらず、その年の夏、〝民族統一〟を掲げて京畿《キョンギ》道以南から北上してくる大学生統一先鋒隊が、仁川突破のための支援をぼくらに要請してきた（「民衆民主主義路線」と「民族統一路線」は、当時の韓国における学生運動の二大派閥である）。本音をいえば、思想が異なる彼らを手伝うなんて納得できなかったが、先輩たちの決定に従って戦闘警察隊（北朝鮮の工作員摘発や、テロ対策を目的に創設された武装警察部隊。八〇年代当時は主にデモの鎮圧を行っていた）が取り囲む学校の裏門に侵入し、先鋒隊を学内に引き入れる役割を担った。ちょうど右手の人差し指に裂傷を負って縫合手術を受け、包帯を巻いた状態だったから、情報課の刑事の目にも付きやすかっただろう。まったくバカなことをしたものだと思う。集会が終わろうという頃、仲のいい後輩が誕生日だと聞いたぼくは、うかつにもプレゼントを買いに校外へ出て、潜伏中の刑事に捕まった。

医大生が学生運動で捕まるという異例の事態を受けて、そこかしこから嘆願書が届いた。父も弁護士選びに奔走してくれたので、ぼくは一か月半で早期釈放された。けれど結局、一九九三年に単位不足が重なって大学を除籍になり、それと同時に予備軍医官という身分も剝奪《はくだつ》されて、翌年から一般兵として兵役に就くことになった。一応、医学部出身ということで医務兵にはなったけれど、もう医者にはなれないのだから、除隊後は司法試験を受けて人権派弁護士になろうと考えていた。今にして思うと随分無謀な計画だけれど、当時は未来に対する不安と、新たな突破口を探さなければという焦りが強かったのだ。そういうわけでぼくは訓練後の個人時間に、ひとまず漢字の勉強から始めた。そこへ、学生運動によって除籍になった学生たちの赦免・復権措置が発表された。父は面会に来る度に復学を強く勧めてきた。ちっぽけなプライドが邪魔をして、すぐには応じられなかったが、ついにはぼくも根負けしたふりをして大学へ戻ることにした。

　四年ぶりに目にした校舎は以前のままだったものの、大学の雰囲気はすっかり変わっていた。ぼく自身も晩学の復学生として、真面目に学んで遅れを取り戻し、無事に卒業して医者になることだけを考えていた。加えて、ぼくには九年も交際している彼女がいた。四年間みっちり通わなければ大学は卒業できないのだが、彼女の親は、とにかく早く結婚しろとせっついてくる。父には大学の授業料だけ払ってくれれば、生活費は自分で何とかすると伝え、結婚の許しを得た。

　父が出してくれたのは、本当に学費だけだった。生活費はなかったので、大学院まで出た妻が路地を渡り歩き、公共勤労事業（失業者や低所得者、ホームレスなどに対し、国が一時的に仕事を提供すること）である土地調査をして回った。まだ学生とはいえ、仮にも夫であるぼくは、申し訳なさから家庭教師のアルバイトをしつつ、除籍によって停止された奨学金を再びもらうべく、必死になって勉学に努めた。医者になった暁には、妻には決してお金の心配をさせないと何度も強く心に誓った。そうして時は過ぎ、ぼくはついに十二年の歳月をかけて医学部を卒業した。

　仁荷大学病院で家庭医学科のレジデントをしていた頃のぼくのあだ名は、〝三年後のベンツ乗り〟だった。レジデントを終えて開業したら、三年以内にはベンツに乗っているだろうという意味だ。それほど、がむしゃらに頑張っていた。当時、山のてっぺんの安アパートにチョンセ（保証金として一定の金額を払うことにより、月々の家賃が免除される韓国独自の家賃制度）契約で住んでいたぼくたち夫婦は、二人そろってアルバイトをしなければ生活できない状態にあった。ぼくは当直のアルバイト（大学病院のレジデントが別の病院で当直バイトをすることは固く禁じられているのだが、今から二十余年前は公然の秘密とされていた）、妻は公共勤労に加えて人形の目玉付けの内職までしていた。レジデント修了後、それまでに何か所の病院でバイトしたか数えてみたら、なんと十五か所にもなった。自宅のある仁川から遠く離れた温陽《オニャン》（仁川から車で一時間以上かかる）にすら出向いていた。ある病院では変わった経験もした。院内の冷凍室を開けると、何本か指が入っている。「ごろつきだか、暴力団だか知らないけど、三一節（一九一九年三月一日に起きた、三・一独立運動を記念する韓国の祝日）になると、こうやって指を切って置いていくんですよね」などと話していた担当者は、こういうものを見せると、他の当直医は翌日から出てこなくなると言った。なぜ冷凍室に入れるのかと聞けば、持ち主が「必ず取りに来るから保管しておいてくれ」と頼むからだそうだ。だが、実際に取りに来た人はいないとのことだった。

四十代半ばくらいまでは、当時の話をするのが、とにかく嫌だった。三十歳にもなって医大生のくせにお金もなく、妻には家に呼び集めた大学の先輩たちと、リビングに山積みになった人形の目玉付けをさせているなんて――。彼女たちの姿を見ると、悔しくてたまらなかった。ＩＭＦ危機（一九九七年、国家破綻の危機に瀕した韓国は、国際通貨基金（ＩＭＦ）からの資金支援の覚書を締結した）の頃だったから、職を失った先輩たちもうちに来ては電気もついていない真っ暗なリビングで、くすくすと笑いながら人形の目玉を付けていた。頭脳明晰な自慢の先輩たちと自分の妻がそんな身の上になっていることが、もどかしくて腹立たしい。それなのに妻は、そうまでして稼いだお金を全て先輩たちの酒代や食事代、時には出前のチキン代として使ってしまった。不思議なことに、妻は人生のどん底だった当時のことを楽しい思い出として時々語る。

今になって考えてみると、それほど無邪気で楽天的な妻だったから、あの時代を耐え抜くことができたのだと思う。妻を思うと感謝しかない。そういう相手に出会えるなんて、なんと幸運なことだろう。日に日にそれを実感している。ぼくの青春は暗く重たかったけれど、その時期を共にした妻は明るくてユーモアのある人だった。今、ぼくがこんなふうに生きていられるのは、どんな時も太陽のようにぼくを照らしてくれた妻のおかげだ。あの頃を思い出すと、今も気持ちが沈んでしまうけれど、この世には無駄なものなどないし、たやすく手に入るものもないという言葉を胸に刻んでおくことにしよう。

近頃の妻は、子どもへの声かけを通して変わらずぼくを照らしてくれている。「あなたたちの手にあるものは全てパパの苦労の結晶よ。パパが稼いできたお金は、世間の人たちが頑張った結晶。この世はみんなつながってるんだからね」

迅速、正確、秩序——。そして、どうせやるなら〝親切に〟

小学生の頃から高校一年生になるまで、ぼくの夢はたった一つ、国軍隊長になることだった。心身を鍛えて士官学校へ進学したら、カッコいい将校になって野戦でたくさんの兵士を指揮する司令官に上り詰める。もちろん、その年頃の男子たちは大半が似たような進路を希望していたから、ぼくもそんな彼らから影響を受けていただけなのかもしれない。けれど、いずれにせよ、ぼくはその夢をかなえたかった。子どもの頃は陸軍士官学校に入るため、暇さえあれば運動場に出て体力アップに努めていた。それが高校一年で母と死別し、将来の夢について悩み直した結果、医学部へ行くことになった。ここで、よくよく思い返してみると、ぼくが医師として生きることになったのには、自分でも気付かぬうちにもう一つのきっかけがあったように思う。

ぼくには一生忘れられない恩師がいる。小学五年生の時の担任の先生だ。あの頃、まだできて間もないうちの学校に赴任してきた先生は、当時としてはなじみの薄い、青少年赤十字（ＲＣＹ、国際赤十字が運営する青少年団体。愛と奉仕に基づいた赤十字精神の実践を目標にする）の活動を学校に導入した。男子はボーイスカウト、女子はガールスカウトへの入団が大流行し、彼らが着るおしゃれな制服が憧れの的になっていた時代だ。さまざまな事情でボーイスカウトには入れず、彼らを羨《うらや》んでいたぼくは、しぶしぶながら先生の強い勧めで我が校にできた青少年赤十字の最初の団員になった。

夏休みのことだった。今は移転し漢方病院になっている、かつての仁川赤十字病院別館の大講堂で、ぼくは「救急法競技会」の準備をしていた。一か月近くに及ぶ救急法の実習で、ぼくたちチビッ子隊員が、耳にたこができるほど聞かされたのは「迅速、正確、秩序」という三つの行動原則。「もし周りで緊急を要する患者を目撃したら、ためらうことなく〝迅速〟に対応し、一つ一つの処置を〝正確〟に行って、動揺せずに冷静さを心掛けながら〝秩序〟を守ること!」蒸し暑い夏、エアコンもなく、扇風機が数台回っているだけの講堂で、汗水たらすぼくらに向かって指導係の大学生赤十字団員たちが繰り返していた言葉だった。

やがて暑い夏が終わり秋口になると、ぼくらのチームは水原《スウォン》で開かれた「第一回青少年救急法競技会」で堂々、大賞を受賞した。人生で初めて味わう、ものすごく大きな達成感。病人や怪我人を救うことは、なんて崇高で感動的なことだろう! そんな漠然とした感慨が心に湧いたのは、まさにその時だったように思う。青少年赤十字としての活動は、小学校を卒業するまで続き、ぼくはその縁で足しげく献血に通う青年になった。兵役中も所属部隊の近くにあるリハビリセンターに出向いては、清掃と洗濯のボランティアをしていたのだが、これも恩師と青少年赤十字での経験からくる行動だったのではないだろうか。

兵役を終え、医学部に復学した翌年の一九九八年、ぼくは二十八歳で結婚した。市場の近くに新居を構えたぼくたち夫婦は、夕方になると手をつなぎ、市場の周りで散歩することを日課の一つとして楽しんでいた。いつものように、仲良くおしゃべりに花を咲かせ歩いていた時だ。一人の女性が、ドンという音とともに向かいの通りで倒れたのが見えた。信号無視の車が、通りを渡る女性を轢《ひ》いたのだ。道路一帯は一瞬にして修羅場と化した。ぼくはすぐさま倒れた女性に駆け寄った。意識レベルと負傷部位を確認する。女性は意識を失って、後頭部からだらだらと血を流していた。ぼくは大声で叫んだ。「ぼくは医大生です。応急処置をするので、協力してください！」

小学五年生の夏休みに救急法を習得する中で、体にすりこまれたセリフだ。このひと言は周囲の人たちに安心感を与えるとともに、秩序を維持させる力がある。次はざわつく通行人の中から一人を指さして、強い口調ではっきりと、救急および警察への通報を依頼した。そうしておくと指名された側は、責任感を持ってキビキビと動くようになる。さらに市場内の店舗で働く顔見知りを捕まえたぼくは、彼にきれいなタオルを持ってきてもらうと、それで血を流す女性の頭を押さえた。しばらくすると救急車とパトカーが到着し、救急キットを持った救急隊員が駆け寄ってきた。救急隊員にも自分が医大生であることを伝えたぼくは、女性が救急車に乗り込むまで処置を手伝った。そうして無事に救急車を見送ると、集まっていた人たちがぼくに拍手を送ってきた。子どもの頃に受けた訓練で身につけた「迅速、正確、秩序」の三原則が遺憾なく発揮されたのだ。

その日、ぼくを誇らしげに見ていた妻の目は、今もなお温かい。

それから数か月後、事故の記憶も薄れかけていたある日のことだ。父から、当事者の女性がぼくを捜しているという話を聞いた。その女性は父が所属するサークルの会員の奥さんだったそうだ。サークル内で行われたイベントの打ち上げに参加していた彼女は、そこでたまたま事故の話をした際に、現場で救助してくれた青年がぼくだったことを知ると、いたく喜んでその日の打ち上げ代を全て支払ってくれたという。褒められるのが大好きなぼくが、その話を聞いて胸を張ったのは言うまでもない。

ぼくは医者になって二十年以上経った今も、子どもの頃に救急法競技会で味わった達成感を忘れられずにいる。加えて、救急時の行動原則「迅速、正確、秩序」も変わらず常に肝に銘じている。救急現場における医師の役割は、オーケストラにおける指揮者のようなものだ。数十種類の楽器の音を重ね合わせて一つのハーモニーに仕上げる指揮者の役割は、医療現場における医師の役割に通じるものがある。空港では看護師や救急隊員だけでなく、空港警備隊や一般職員の協力も必要になる場面が多い。彼らに備わった機能をうまく引き出し、医療処置の効果を最大限に高めることが、空港病院におけるぼくの役割だ。救急車で緊急出動する時も、医療センターに運ばれてきた急患を診る時も、必ずこの三つの行動原則を心の中で繰り返す。いかなる状況でも動揺せず、迅速かつ正確に患者の容体を判断し、平常心を保って秩序正しく患者を回復させると心の中で強く誓うのだ。

あれからすっかり時が流れた今、ぼくの中ではその原則に、もう一つの要素がプラスされている。迅速、正確、秩序――。そして、どうせやるなら〝親切に〟。

出勤時の「夜明けへの挨拶」

レジデント修了後、二〇〇五年に仁川国際空港医療センター勤務の正式発令を受けた時、周囲の人たちからは、暇そうな勤務先でよかったねと言われた。レジデント時代に一年間、何度か空港の夜間当直を経験していたぼくとしては、空港での正規勤務がどれほど心身共に苦しくて緊張感漂うものかも知らないで、羨《うらや》ましげにそう言われるのが心外だった。あれから時が経った今、ぼくの苦労をあれこれ耳にするようになった彼らはむしろ、どうしてそんなに過酷な空港病院勤務を辞めずに続けているのかと言うようになってきている。

実際、空港病院の仕事はかなりハードで、もはや続けられないと思うことは何度もあった。朝早くに家を出て、仁川大橋を半分ほど渡ったところで、遠くにかすかな空港のシルエットが見えると脈が速まり、肺の奥まで酸素が届かない感じがしてくる。最初は単に疲れて体調が優れないだけだろうと考えて気にも留めずにいたのだが、そうした症状が頻繁に見られるようになると、それが軽微な予期不安からくるパニック症状であることに気が付いた。出勤すれば毎度さまざまな緊急事態に直面するし、時を選ばず救急車で搬送される患者たちに付き添って、不安と焦りを抱えつつ空港高速道路を駆け抜けなければならない毎日の中、ぼくはいつしか心身の緊張を緩められなくなっていたのだ。

それでもどうにか過ごしていたある日、自宅近くの総合病院が健康診断センターを新設し、その管理者としてぼくに白羽の矢を立てた。それは、健診データを分析し、その結果を本人に分かりやすく説明したうえで、改善点や体調管理法を指導することを専門とするぼくにとって最適なポストだった。

「よし、空港病院を離れよう」。突如として、空港病院を出て平和な環境で働きたいという思いが湧いてきた。ぼくの苦労をよく知る妻も、全面的に支持してくれている。役員たちからの引き止めにも、ぼくの気持ちは揺らがなかった。そうして、ついに辞表が受理され、ぼくは慣れ親しんだ空港病院を離れるべく、少しずつ私物を持ち帰るとともに、気心の知れた患者たちへの挨拶も済ませていった。その間、必死で後任探しをしていた病院は、なんとかある程度年かさの医師を見つけてくると、その人物を次期院長に選任した。ぼくは後任の院長に、これまで自分が行ってきた業務を滞りなく引き継ぐことで最後の任務を終えようとしていた。

あの日の記憶は今も鮮明に残っている。土曜日の当直勤務の日だった。診察室で後任の院長に空港で頻発する事態の数々と、それに対する対処法について説明する場を設けた。すると、期待に満ちた様子で引き継ぎを受けていた相手の顔に、だんだんと影が差し始めた。面接時には伝えられていなかったネガティブな情報を、前任者から直接聞かされ、ひるんだらしい表情だ。

救急時には空港内のどこへでも瞬時に駆けつけて、生死に直結する心臓マッサージはいつ何時でも自ら行い、時には救急車に同乗して、滑走路だろうと高速道路だろうと手に汗握って走らなければならない空港病院の日常に愕然としたらしい表情――。

ちょうど機体の整備をしていた整備士が、鋭利なパーツで頭を切るという事故を起こし（空港ではよくある事故で、整備士たちの頭皮には、まるで年輪のように縫い傷が刻まれていることも多い）、同僚に支えられて医療センターにやってきた。タオルで適当に押さえただけの患部から、だらだらと垂れた血で医療センターの床が濡れる。頭皮は無数の血管が張り巡らされた組織だから、裂傷を負うと出血量が尋常ではないのだ。傷口を確認すると、十センチほどジグザグに切れていた。こちらとしてはいつものことなので平然と傷口を消毒し、縫合の準備を進めるのだが、それを後ろで見ている後任者の顔色が悪い。縫合後、患者に消毒のための通院スケジュールと薬の説明を済ませて振り返ると、後任者はそこで、自分はレジデント期以降、外傷の縫合をしたことがないと静かに告白した。治療の全てを自分でしなくてはならないという事実に、気が遠くなってしまったようだ。引き継ぎを終えて帰路につく後任者の足取りは、ひどく重そうに見えた。

予期していたことではあったものの、恐れていたことが本当に起きた。月曜日の朝、出勤予定だった後任の院長が現れなかったのだ。電話もつながらず、音信不通。人事チームをはじめとした、病院全体が騒然となった。そんな事態を見て見ぬふりをして医療センターを離れることはさすがにできない。某映画俳優が叫んでいた「男は義理！」という言葉を日頃から口癖のように語っていたぼくだ。これまでに育んできた空港病院に対する情と義理に足をつかまれたせいか、不思議なことにあれだけ固かった離職の意志は春の日の雪のように解けてなくなった。あまり深くは考えず、これが自分の運命なのだと思うことにした。妻は、そんなぼくの心変わりを、すでに予想していたかのように受け入れてくれた。

時々、この時のことが走馬灯のようによみがえる。もちろん、今のぼくは当時よりはもう少したくましくなり、成熟した空港医師として充実した毎日を送っている。とはいえ、空港病院の診察環境が当時と比べて格段によくなったわけではない。ただぼくの心の持ちようが少々変わったというだけだ。

生きていれば、たくさんの岐路に出くわすものである。それを選択する時点では、どこへ向かうべきかなんて分からない。きっとそれは神のみぞ知るところだろう。それでもあの時、心新たにこの道を歩み続けると決めたぼくの決断は、正しかったと信じたい。

ぼくのスマホには、毎朝出勤途中に読み返す文章が保存されている。

夜明けへの挨拶

今日という日に目を向けよう!
これこそ命《いのち》、命の中の命なのだ。
その短い行程の中には
君の存在の真理と現実とがすべて含まれる。
生まれ育つ喜び
行動の栄光
美の輝き
昨日は夢にすぎず
明日は予感でしかない
精一杯に生きた今日は
すべての昨日を幸せな思い出に変え
すべての明日を希望の見取図とする。
だから目を開こう、今日に向かって!
夜明けへの挨拶はこれだ。(『道は開ける』[D・カーネギー著、香山晶訳、創元社より])

カーリダーサという古代インドの劇作家が書いた詩だ。毎朝出勤のために運転席に着くと、ぼくはこの詩を口ずさむ。そして、そこから今日のぼくに与えられた一日を、一生懸命生き抜くための力を得る。「そうさ、過去は過去。ぼくは、自分に与えられた今日一日をしっかり生きよう。今日も頑張れ、シン・ホチョル！」

2章 仁川空港の生老病死

国際空港は毎日コードブルー

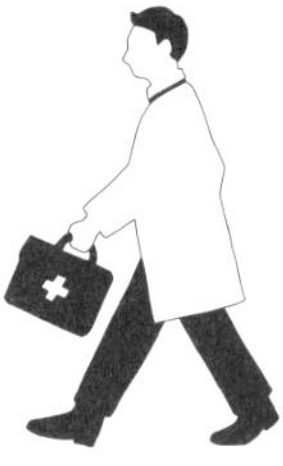

薬を家に置き忘れた！

朝から診察室の外が騒がしい。急患がいるわけでもないのに、とある一団の声と、老人のわめき声がドアの隙間から診察室の中にまで聞こえてきた。

「こんな老いぼれを捕まえて、何が海外旅行だ。年寄りは、黙ってあの世のお迎えを待ってりゃいいんだよ。いいから、もう帰らせてくれ！」

老夫婦を筆頭に子どもから孫まで、なかなかの大所帯だ。この人数での旅行なら相当準備もしてきただろうし、かなり楽しみにしていただろう。なのに、なぜあの男性は、あの世のお迎えを待つだの、帰らせろだの、心にもない言葉を口にしているのだろう？

「どこか、お加減の悪いところでもあるんですか？」

「いやあ、違うんだよ、先生。うっかり家に薬を忘れてきちまったんだ」

空港に着いたあとで、毎日飲んでいる薬を家に置き忘れたことに気付いたらしい。搭乗時間が迫っているので取りに帰るわけにはいかないが、本人が薬なしでは行けないと騒ぐので、わらにもすがる思いで医療センターへ来たそうだ。彼は数十年にわたって近所の病院にかかり続け、一日も欠かすことなく処方された高血圧と糖尿病の薬を飲んできたという。そこで今回も絶対に忘れないようテーブルの上に薬を用意しておいたのだが、うっかり荷物に入れるのを忘れてきてしまったとのことだった。薬なしで一週間、しかも外国へ行くなんて、本人には考えられないことだろう。まずは、不安と諦めの中で自分を責めている彼の心を慰めてやる必要があった。

「ぼくなんて、まだ五十代半ばですけど、しょっちゅう忘れ物してますよ。今朝だって、せっかくいれたコーヒーを、テーブルに置いたまま飲み忘れて出てきちゃったんですから。空港ではお年寄りだけでなく、若い人だって忘れ物で慌てることが多いんです。だけど、みんな無事に出掛けていってますよ。搭乗時間までに何とかして薬を処方しますから、安心してください。いつも飲んでいた薬の種類は分かりますか？」

「いやぁ……、渡されたものを飲んでるだけだから、名前はさっぱり。量も多いしなぁ」

薬の名前を覚えていたり、手帳にメモしていたりする人なら問題ない。処方せんの写真をスマホに保存してあれば、なお結構だ。通っている病院の名前だけでも覚えてくれていれば、電話して問い合わせることもできるだろう。だが、それさえ覚えていないとなると、もはや〝聞き込み捜査〟をするしかない。本人の自宅の住所を頼りに、地域の病院を検索する。グーグルやネイバーなど、検索エンジンを使ってかかりつけの病院を割り出すのだ。インターネット大国である韓国では、住んでいる町の名前さえ分かれば、地域の病院と薬局を簡単に見つけ出すことができる。ぼくは本人と共にオンライン地図を見ながら、彼がいつも通っている病院と薬局を特定し、そこへ直接電話して薬の名前を突き止めた。十分余りの聞き込み捜査を終え、処方せんを出してやると、彼の表情がようやく明るくなる。ぼくたちは固く握手を交わし、一家はもろ手を挙げて万歳した。

だが、まだ終わりではない。旅先での紛失に備え、薬の成分名を英語で書いて渡してやる。そうして改めて静かに腰を下ろすと、薬の成分と効能について本人に説明した。

「今飲まれている血圧の薬は、一粒に二種類の成分が入った複合薬です。血圧をしっかり下げてくれて安全性も立証されている薬なので、多くの患者さんに処方されている、とっても優秀な薬なんですよ。一つは心臓の血管を守る成分、もう一つは腎臓を守る機能を持った成分。主治医の先生はいいお薬を処方してくれましたね。きちんと飲み続けることが一番大事ですよ」

それに加えて、お説教も忘れない。

「処方せんは必ず写真を撮って、スマホに保存しておいてください」

長く服用している薬だというのに、患者本人がその成分や効能をきちんと理解していないというケースは少なくない。薬のどんな成分が、どういうふうに体に作用しているのか。副作用にはどんなものがあるのか。それぞれの薬は、いつ飲めば最も効果を発揮できるのか――。これくらいの情報については本人も把握しておくべきだ。

ぼくがこうして、主治医でもないのに、ただ旅に出る道中でたまたま立ち寄っただけの相手にさえ、こんな説明をしてしまうのには、それなりの理由がある。

一九八七年の春、ぼくは母を失った。当時、母はまだ四十四歳、ぼくは高校に入学したばかりの十六歳。にきび面で思春期真っ盛りの少年だった。母はずっと前から重症高血圧（悪性高血圧または高血圧緊張症は、上の血圧が百八十以上、もしくは高血圧に伴う合併症を抱えている状態を指す）を患っていた。高血圧は遺伝的な要素が強い疾患だ。母方の血族は、高血圧の合併症で亡くなっている人が多い。ぼくも母が高血圧の薬を飲んでいることは小学生の頃から知っていた。当時の高血圧の薬は効果持続時間が短かったから、一日三回服用する必要があるうえに、副作用もひどかったため、母にとってはそれを欠かさず飲むことがかなりの苦痛だったらしい。そうして薬をきちんと飲まなくなってだいぶ経ったある日のことだ。母は浴室で洗濯を終えると、洗濯かごを持って立ち上がったところで倒れてしまった。そして、そのまま帰らぬ人となった。死因は、高血圧による脳出血。

それは、あまりに突然の出来事だった。誰を責め、誰を恨めばいいのだろうか。当時母に薬を処方していた近所の病院の院長がもう少し丁寧に説明し、薬を必ず飲むよう促してくれていたら、母の運命は変わっていたのではないだろうか。ぼくは医者になった今もなお、そう思わずにいられない。日頃からきちんと薬を飲むべき高血圧や糖尿病の患者に対し、ぼくがどうしても執着してしまうのは、そのためだ。

患者たちは、そんなぼくのしつこい言いつけを、良いほうに受け取ってくれている。旅から戻ると、ご丁寧に医療センターへ立ち寄り、現地で買った記念品やチョコレートなど、ささやかなお土産をそっと置いていってくれることもあるほどだ。お土産をもらうのはもちろんうれしいし、ありがたいことだけれど、何より彼らが無事に帰ってきたのだと思うと、ほっとして気分がいい。

〝グアムの台風騒動〟と〝常用薬事変〟

二〇二三年五月、グアムを直撃したスーパー台風マーワーによって、約三千人の韓国人観光客が一週間以上も身動きが取れぬまま島内に閉じ込められた。こうなると日常の不便さもさることながら、高血圧や糖尿病など持病を抱える旅行客は薬不足にあえぐことになる。現地の病院に行くなんて、もってのほかだ。一度の診察で少なくとも五百ドル、多い時は千ドルも取られるのだから。結局、現地の同胞団体の協力を得てどうにか危機は脱したものの、持病を抱える患者やその家族は相当焦っただろう。これだから海外旅行をす

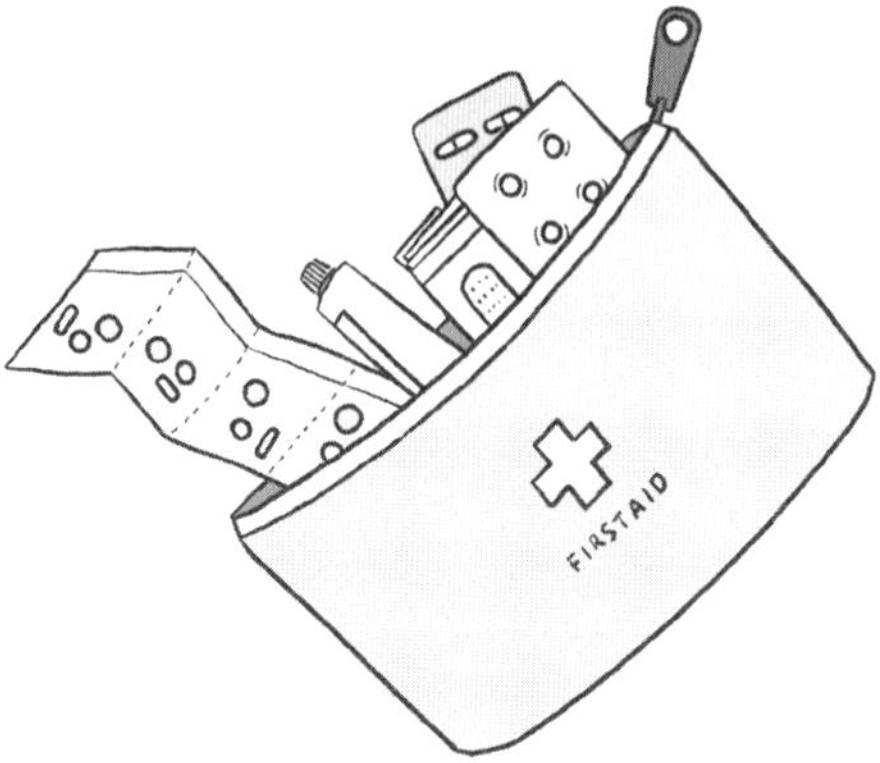

る時は、慢性疾患の薬や常備薬を多めに持っていかなければならないのである。特に子どもやお年寄りを連れている場合は、一層きめ細やかな準備が必要だ。

海外旅行へ出掛ける慢性疾患患者の皆さんへ

一　日常的に服用している薬は専用のポーチに入れておき、出発前日を迎えたら旅行用バッグに詰めるようにしましょう。

二　宿泊期間の延長や紛失に備え、薬は宿泊予定日数の一・五倍分用意しておくようにしましょう。

三　長距離フライト（六時間以上）の場合は、機内で飲むための薬を別途用意してから搭乗するようにしてください。

四　喘息や慢性の閉塞性肺疾患など、呼吸器疾患がある場合は、機内で激しい咳や呼吸困難に襲われる可能性があるためサルブタモール等の気管支拡張剤を用意しておくようにしましょう。

五　糖尿病患者は、普段使っているインスリンが常温保存可能なものか、冷蔵保存を要するものか、事前に確認しておきましょう。搭乗の際は、機内で使うインスリンと血糖測定器も持ち込むようにしてください。

六　主治医の協力の下、（あってはならないことですが……）紛失に備えて服用薬の英名をメモしておきましょう。商品名は国によって異なることが多いため、成分名で表記しておいたほうが安全です。長旅に出る前は必ず事前に主治医に会っておきましょう。

七　服薬管理ができるアプリをスマホに設定しておくと、自身の処方せん情報をひと目で確認できて便利です。高齢のご両親のスマホには、お子さんが入れてあげましょう。

喉に詰まったソーセージ

ある日の午後、穏やかだった医療センターの空気が一変した。中年の男性が奇声に近い悲鳴を上げながら、ドアを蹴飛ばしセンターに入ってきたのだ。彼がおぶっている小学生くらいの子どもは、手足をだらんと垂らし、ぐったりしている。わめき散らすような男性の悲鳴に、待合室にいた患者やスタッフたちも全員凍りついた。

診察台に寝かされた子どもは、すでに息をしていなかった。脈も触れていないようだ。心電図が捉えた心拍だけが、その子がまだ生きていることを辛うじて教えてくれていた。超が付くほどの緊急事態である。ぼくは、すぐさま心臓マッサージを開始すると、その子を背負ってきた男性に何があったのか事情を聞いた。

ほんの十分ほど前、三階の出国ロビーで搭乗待ちをしていた男性は、腹が減ったとせがむ子どもにホットドッグを買ってやったそうだ。ところが、急いでそれを頬張った子どもが突然倒れたので、男性はその子を背負ってここまで走ってきたとのことだった。どうやらホットドッグのソーセージが、子どもの気道を塞いだようだ。ぼくはそこで子どもの胸を圧迫する手を止めた。

今回のようなケースでは、胸を圧迫する一般的な心臓マッサージをしても意味がない。どうにかして気道を塞ぐソーセージの欠片《かけら》を取り出さなければ。額に冷や汗が浮かんでくる。ぼくは背後から子どもを抱き上げ、「ハイムリック法」という気道回復術を試みた。

その子は小学生の割に体格がよく、体重もかなりあった。兵役中に訓練で痛めた椎間板ヘルニアのせいで、運動をする時も普段からコルセットを着けているぼくだけれど、今はそんなことも言っていられない。両手で子どものみぞおちを押さえると、無我夢中で圧迫した。何度かそれを繰り返すうちに、やがて気道を塞いでいたソーセージがぽろりと飛び出した。長さ、およそ三センチ。気道の詰まりが取れた子どもの体には呼吸が戻ってきた。心臓もゆっくりと動き始める。それでも、子どもの意識は戻らなかった。

後続治療のため、市内にある大学病院の救急センターへ向かう救急車の中で、子どもの父親は、ぐったりした我が子の手足をなでながら泣き続けた。その時の心境を言葉にするなど、到底無理な話だ。

人間の脳は酸素不足に非常に弱い組織である。血流の供給がたった四分止まっただけで、脳細胞は死んでいく。ソーセージが気道を塞ぐなり、父親がすぐさまハイムリック法を試みていたら。あるいは周りにいた誰かがその術を知っていて、すぐに実行できていたら。それによって四分以内に、この子の喉からソーセージが出ていたら、これほど深刻な事態にはならなかっただろう。

「まったく、もっと落ち着いて食べろ。危うく死ぬところだったじゃないか！」そんな安堵を含

成人向けハイムリック法

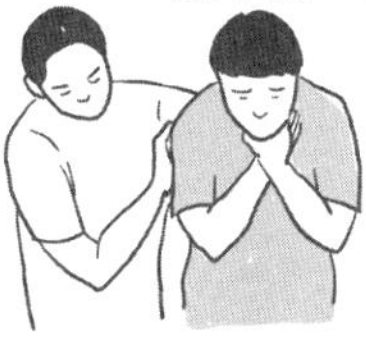

①意識の有無を確認

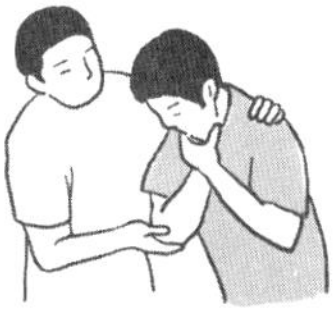

②救急への通報要請

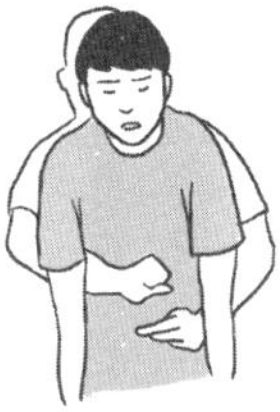

③後ろから患者の上体を強く抱える

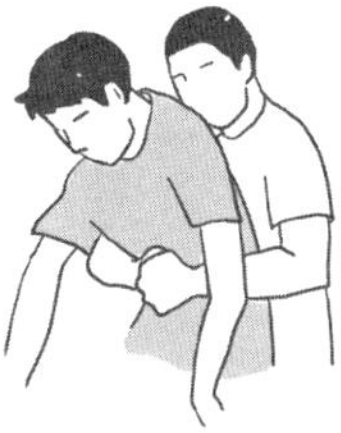

④対角線状に腹部を圧迫

乳幼児向けハイムリック法

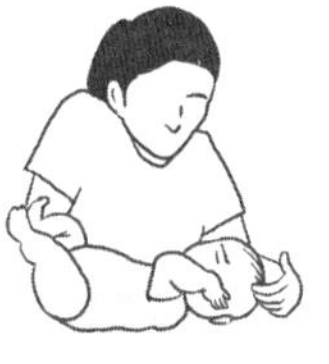

①救急への通報要請後、気道を確認

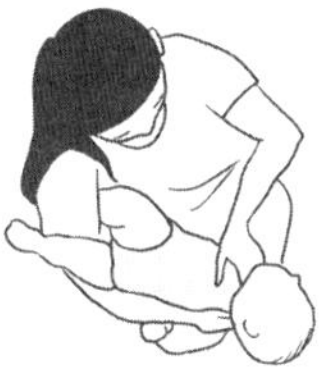

②患者の頭部を下げる

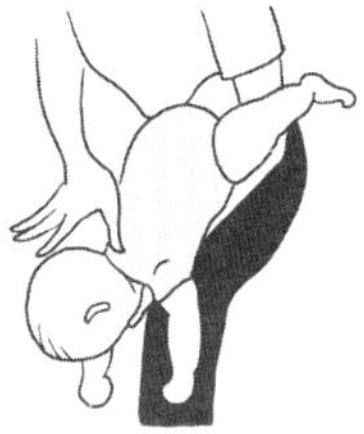

③抱え込んだ腕は腿に固定し、患者の背中を５回たたく

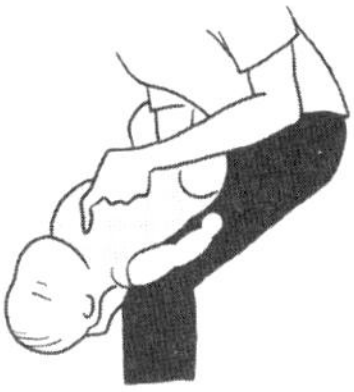

④人差し指と中指で胸を圧迫し、口腔内の異物を除去する

んだ注意を受けつつ、子どもは軽く小突かれる程度で済んだはずだ。そうして少し目を潤ませながらも、父親と笑顔で楽しい旅に出られただろう。

だが、その子は大学病院のＩＣＵで人工呼吸器に頼ったまま、いつ目覚めるとも知れぬ脳死状態に陥った。その後しばらくは、その子のことが気になって時々入院先に連絡をしていたが、無事に意識を取り戻し退院したという話は、とうとう聞くことができなかった。

ハイムリック法や心臓マッサージは、基礎を覚えておくだけで誰もが〝命の恩人〟になれる応急処置法だ。かつて、こうした応急処置法の指導は、特殊業務に従事する一部の人にしか施されていなかった。しかし、今では小学校からシニア大学に至るまで、各種教育機関や老人ホーム、町内会館、サークルなどでも幅広く教えられている。ユーチューブにだって関連動画が無数に公開されているのだ。日頃から関心を持ち、機会があったら一度習っておくべきである。英雄は特別な存在などではない。誰かの命を救う人、それこそが英雄なのだ。

ハイムリック法

ハイムリック法は、一九七四年にそれを考案した胸部外科医ヘンリー・ハイムリックの名を取った応急処置法だ。食べ物や異物で気道が詰まり、窒息の危険がある時に、腹部を強く圧迫して異物を吐き出させる方法である。異物によって呼吸が妨げられているケースなら、いつどんな場所であっても、救急隊が到着するまで、現場ですぐさま実施できるものだ。気道が完全に塞がっていなければ、患者自身に咳などをさせて異物を吐き出させることもできるだろう。だが気道が完全に塞がっている場合には、異変を訴えることもできずに喉を押さえるばかりで、患者本人は数分以内に意識を失い、心停止に陥ってしまう。こういうケースでは、周りにいる人が完全気道閉塞のサインに迅速に気付くことが何より重要だ。

小学生以上の患者を基準に実施方法を説明すると、次のようになる。まず患者の意識の有無を確認し、周囲の人に救急への通報を依頼する。それからすぐに患者の背中に回り、上体を抱え込む。その際、患者が意識を失い倒れるのに備えて、患者の脚の間には救護者の脚を一本挟んでおく。最後は、片手の拳を患者のみぞおちに押し当てて、反対の手を上に重ねたら、対角線状に救護者のほうへ数回強く引き上げる。そこで異物が出たり、患者の呼吸が戻ったりするか確認する。

今年小学六年生になる我が家の末っ子がある日、明日は学校でプールに行くのだと言ってはしゃいでいた。遠足にでも行くのかと思ったら、正規の授業で〝生存水泳〟を習いに行くという。プールといえばバタ足や、息止め競争くらいしか知らなかったぼくの子ども時代を思うと、まさに隔世の感だ。末っ子が習ってきた生存水泳とは、溺れた人を助けるための水泳技術ではなく、自分が溺れた時、救助が来るまで浮き続けるための水泳法だった。カナヅチのぼくも、子どもが習ってきた水泳法をリビングでまねしたり、近所にある行きつけの銭湯の水風呂で実技のごとく練習してみる。中年のおじさんが銭湯の浴槽で丸裸で浮いている姿なんて想像したくもないだろうけれど、緊急時に備えた訓練は、日頃から実践しておくべきだ。たまたま機会があって何気なく習得した些細なスキルが、いつか自分や他人の命を救うことになるかもしれない。こういうことは後回しにしてはならないのである。

飛行機、乗ってもいいですか？

六十代の男性が下腹を押さえ、うめきながら空港救急隊のストレッチャーで運ばれてきた。彼の下腹部は、サポーターと弾性包帯で幾重にも巻かれている。それらをそーっと外して患部を目視したぼくは、ぎょっとした。右足の付け根辺りにある盲腸の手術痕がぱっくり開いて、真っ赤な皮下組織があらわになっていたからだ。

「ちょっと、これ、いつやったんですか？」

ぼくは驚きのあまり、ほとんどうめき声しか出せない患者を問い詰めてしまった。

「すみません。二日前にアメリカで手術して、すぐに帰国しようとしたばっかりに……。ほんと……ほんとにすみません」

ひたすら謝る患者を見て、かえってぼくのほうが恐縮した。

「ひとまず鎮痛剤を出しますので、痛みが引いたら、ゆっくりと状況を説明してください」

患者が明かした事情は次のとおりだ。アメリカ出張中、突然腹が痛くなり病院へ行くと急性虫垂炎との診断が下った。そのため現地の病院で緊急手術を受けたのだが、韓国とは異なる莫大な手術費と入院費（数千万ウォンかかるとのこと）に腰を抜かして、手術を終えるなりすぐさま帰国を決意したという。そうして手術痕が完全に塞がらないうちから十二時間にも及ぶ長距離フライトで帰国した結果、恐れていたとおり縫合部位がすっかり開いて、再手術が必要な状況になったのだった。

飛行機の中の気圧は、地上の気圧よりも低い。国際線の場合、客室内の気圧は漢拏山《ハルラ》（ユネスコの世界遺産にも登録された、済州島にある韓国最高峰の山。標高は千九百四十七メートル）の山頂と同レベルだ。気圧は高度が高くなるほど低くなる。そのため飛行中の機内では、乗客に快適な環境を提供しようと、人為的に気圧を上げるべく、エンジンから吸い込んだ空気を浄化・圧縮して客室内に供給している。〝客室与圧〟と呼ばれるシステムだ。飛行機に乗った時、常にエアコンが利いている感じがするのは、このシステムが稼動しているためである。とはいえ、いくら与圧しても、機体の重量増加に伴い追加の動力が必要になるなどの理由から、客室内の気圧を地上の気圧と同一に保つことは難しい。そして、気圧が低い状況が長く続けば、人体にも異変が生じてくる。〝trapped wind〟または〝trapped gas〟と呼ばれる、体内に閉じ込められた空気が、機内で三十パーセント程度膨張してしまうのだ。それゆえ一般には飛行機に乗ると、やたらと腹部膨満感を覚え、普段よりもゲップやおならが出やすくなる。それも健康な人なら多少の不快感や、ちょっとした旅のエピソードで終わるだろうが、特定疾患があったり、完治していない傷を抱えていたりする場合は、予期せぬトラブルにつながりかねない。航空運送規約には、各身体部位別に搭乗可能な手術後の経過期間に関する条項が明示されているが、市中の医師がこれらを全て熟知するのは難しいだろう。傷が回復してから帰国するよう医者が言い含めたところで、それを無視してそそくさと帰国しようとする人たちも多い。

世界保健機関（WHO）や国際航空運送協会（IATA）等が明示するところによれば、患者である乗客は本人の健康状態に関して、専門医に航空機搭乗の可否を相談せねばならず、医師は安全な移動のため、必要事項を確認のうえ、状況に応じて航空会社とも事前調整をしなければならないことになっている。だがもちろん、これに絶対的な基準はなく、適用基準は航空会社ごとに少しずつ異なる。搭乗の可否を最終的に判断するのは、総合的に患者の医学的状態を調べる医師だ。そのため、空港医療センターで発行する診断書には、他の一般病院が発行する診断書とは全く異なる文章が登場することになる。〝fit for travel〟——。直訳すると「旅行に適する」。この短い文章の中には、複雑で難しい医学的苦悩が隠れているのだ。

先に例を挙げた客の手術部位は、見た目こそひどかったものの、幸い腹腔内の手術部位は無事だったため、本人は自宅近くの病院で、開いてしまった外部腹壁を縫合する再手術を受けたあと、無事に退院したと伝え聞いた。

健康上、特定条件下にある乗客にとって、航空機への搭乗は格別の注意を要する行為だ。場合によっては危険極まりない冒険になり得るものだから、気を付けなければならない。

一九〇三年、ライト兄弟の作った飛行機〝フライヤー号〟が三十六メートル浮揚し、人類初の動力飛行に成功して以降、航空技術は飛躍的に発展し、地上から十キロメートル以上離れた上空を飛んでも地上にいるのと大差ない感覚を味わえるまでに至った。しかし、これは極めて健康な人にのみ当てはまる話だ。飛行機での旅行が一般化し、爆発的に乗客が増えたのに伴って、さまざまな医学的問題も生じてきた。地上という空間に適応して進化を続けてきた人間が、地上から八千〜一万メートル離れた上空を飛行する際に発生し得る身体のあらゆる変化と適応は、航空医学の主な関心分野の一つとなっている。

気圧に注意が必要な人たち

飛行高度が七千五百メートル程度（国内線の一般的な飛行高度）の場合には、大型旅客機の機内気圧は地上とほとんど変わらず、国際線の飛行高度である一万メートル以上の場合には、海抜約二千メートルと同じような状態になります。これくらいだと、健康な人はほとんど何も感じないか、感じても腹部にガスがたまったような不快感を覚える程度ですが、疾病等で体調不良を起こす可能性がある人は、注意するようにしてください。以下に当てはまる人は飛行中の気圧不適応に備えて、渡航前に必ずかかりつけ医に相談しましょう。

一　二〜三週間以内に急性心筋梗塞を発症した人
二　不安定狭心症の人

三　これまでに三回以上のうっ血性心不全になったことがある人
四　高血圧のコントロール不良や、頻脈傾向がある人
五　二週間以内に心臓血管の手術をした人
六　二週間以内に脳血管疾患（脳卒中など）を発症した人
七　耳管狭窄《きょうさく》を伴う重度の中耳炎を患っている人
八　二週間以内に気胸など、胸腔内にガスが充満する症状があった人
九　胸部または腹部の手術をしてから十日未満の人
十　腸閉塞症や、脳圧の上昇を伴う頭部疾患がある人

うちの子を助けて！

医療センターのドアが開き、絶叫に近い声が聞こえてくる。

「うちの子が怪我したんです！　助けてください！」

空港では意外にも子どもの負傷が頻繁に発生する。広くて滑りやすい空港の床で機嫌よく走り回っているうちに転んだり、乗っていたカートから落ちたりと、大小の事故がよく起きるからだ。子どもの怪我は傷の程度にかかわらず迅速に診るのが鉄則なので、座っていた椅子を蹴飛ばす勢いで慌てて様子を見に行った。だが辺りを見ても、怪我をしたという子どもはどこにも見当たらず、待合室に響いていたのは、乗客の胸に抱かれて脚から血を流す子犬の鳴き声だけだった。診察を待っていた他の患者たちもこの状況には戸惑っているらしい。

乗客がせいた声で叫んでいた〝うちの子〟とは、他でもないペットの犬のことだったのだ。実際、空港にはペットを連れてくる人もかなり多い。ケージに入れっぱなしにするのが申し訳ないのか、時々外に出して散歩をさせているうちに、館内に設置された構造物や動く歩道などに犬の脚が挟まって怪我をするというケースも度々ある。怪我をしたペットを抱いて空港医療センターに駆け込む飼い主も、ここが動物病院でないことは重々承知しているはずだ。それでも緊急事態なので背に腹は代えられないというわけである。

まずは飼い主を落ち着かせるのが先決だった。治療しようとしてかまれる可能性もあるので飼い主の協力は不可欠だ。飼い主が落ち着いていてこそ、怪我をしたペットも落ち着けるというものである。負傷部位をじっくり確認して取り急ぎ消毒し、包帯を巻いてそれ以上傷口が広がらないよう患部を保護する。そうして処置が終わり、患者（？）と飼い主が冷静になったところで、今度はかかりつけの動物病院で後続治療を受けるための説明をする。すると飼い主はようやく安堵のため息をつき、治療費を払って病院を出ていこうとする。だが、誰の名前で受付をし、誰の名前で治療費を受け取ればいいのだろう？　受付も請求もしようがない。治療費は感謝の言葉に代えてもらうだけだ。時々、一杯のコーヒーが差し入れられることもある。

次の話は少し深刻なケースだ。機内から救急通報が入った。

「飛行中の八〇八便、チーフパーサーです。少々特殊なケースなのでご連絡してよいものか悩んだのですが。もしかしたらご存じかもと思いまして、念のためお電話しました」

「はい。何でしょう？」

「お客様のお一人がペットの犬を連れて搭乗されたのですが……」

多くの航空会社が、動物運搬用のケージも含めて七キロ未満のペットなら乗客と共に搭乗させているということは知っていた。

「その犬が突然痙攣《けいれん》を起こしまして。今は呼吸も止まっていますし、死んでいるように見えるのですが、お客様が泣きながら、何でもいいから処置してほしいと懇願されるんです。ＡＥＤを使ってでも助けてくれと」

乗客が求める心臓マッサージとＡＥＤの使用が医学的に妥当かどうか、そして実際にそういう処置をすることが可能かどうか尋ねる電話だった。

搭乗中の飛行機に動物の治療ができる獣医師が乗っている確率はどの程度になるだろう？　仮に乗っていたとしても、人間を救うために搭載された救護用品を、ペットのために使っていいものか。予期せぬ問い合わせに、最初は動揺したものの、類似事例の有無を調べていたら、意外にも、人間と同サイズの大型犬に対してＡＥＤを使用した事例が見つかった。だが大抵の場合、人間用の医療器具を他の動物に使うことはできない。機内に同乗できたということは体重が二〜三キロに満たない小型犬のはずだから、下手をすればＡＥＤの使用によって内臓が焼けてしまう可能性すらあり、現実的には使用不可能だ。家族同然のペットを助けるため、何でもいいから処置してほしいという乗客の思いは十分理解できたけれど、医学的な妥当性もなく、適用不可能な要求には応えることができなかった。

二〇二三年現在、韓国国内におけるペット飼育人口は、実に一千万人を超えたという。我が家にも白く輝く尻尾を足にすりつけ、〝なでなで〟とおやつを手に入れるまで愛嬌を振りまくペルシャ猫がいる。〝風変わりな猫《ピョルナン》〟という意味で〝ピョルニャン〟と呼ばれているその子は、我が家の〝不動の末っ子〟だ。我が家の一員として大切にされ、家族全員と愛し愛される関係にある。そういうペットたちの存在の大きさについては、ぼくもよく分かっているつもりだ。一日たりとて離れがたく、ステキな旅にも同伴したくなるだろう。しかし、ペットの突然の病気や事故に対処できるだけの動物病院は空港にない。作ったところで、ごくたまに発生する急患対応だけでは正常な病院運営などできないだろう。

とはいえ、ドアを蹴破り空港病院へ駆け込む飼い主たちの気持ちはいかばかりか。いずれにしてもこちらとしては感謝の言葉しか受け取れないのだが、たとえそうでなかったとしても治療費など喜んで放棄する気になってしまう。

道を空けて、どうかプリーズ！

プルルル！　プルルル！　緊急出動を知らせるベルが医療センター内に鳴り響いた。この音が聞こえると、外来診察中でも思わず早口になり、手を動かすスピードも上がる。早急に出動理由を確認せねばと、気持ちが焦るからだ。先に出動した空港救急隊が急患発生場所と患者の容体を知らせてきたら、看護師と一緒に救急バッグや薬箱などを持って現場へ急ぐ。

二〇二三年現在、空港ターミナルでの急患発生時は、ターミナル内に待機室を置く空港救急隊が一次出動することになっているのだが、以前は緊急出動要請が入る度に、空港病院のスタッフたちが非常用医療バッグを手に現場へ急行していた。

仁川空港は東西に非常に長い建物だ。東から西までの長さは、およそ一・二キロメートル。一つの建物としては韓国最大規模だという。常駐職員が食後の運動がてらに往復するにはぴったりだけれど、搭乗時間に追われる利用客や、一刻を争う緊急出動を受けて現場へ向かうぼくらからすれば負担以外の何物でもない距離だ。患者の発生場所が三階出国ロビーという時の、医療センターがある地下一階から地上三階まで移動して、保安検査場をくぐり抜け、出国ロビーに駆けつ

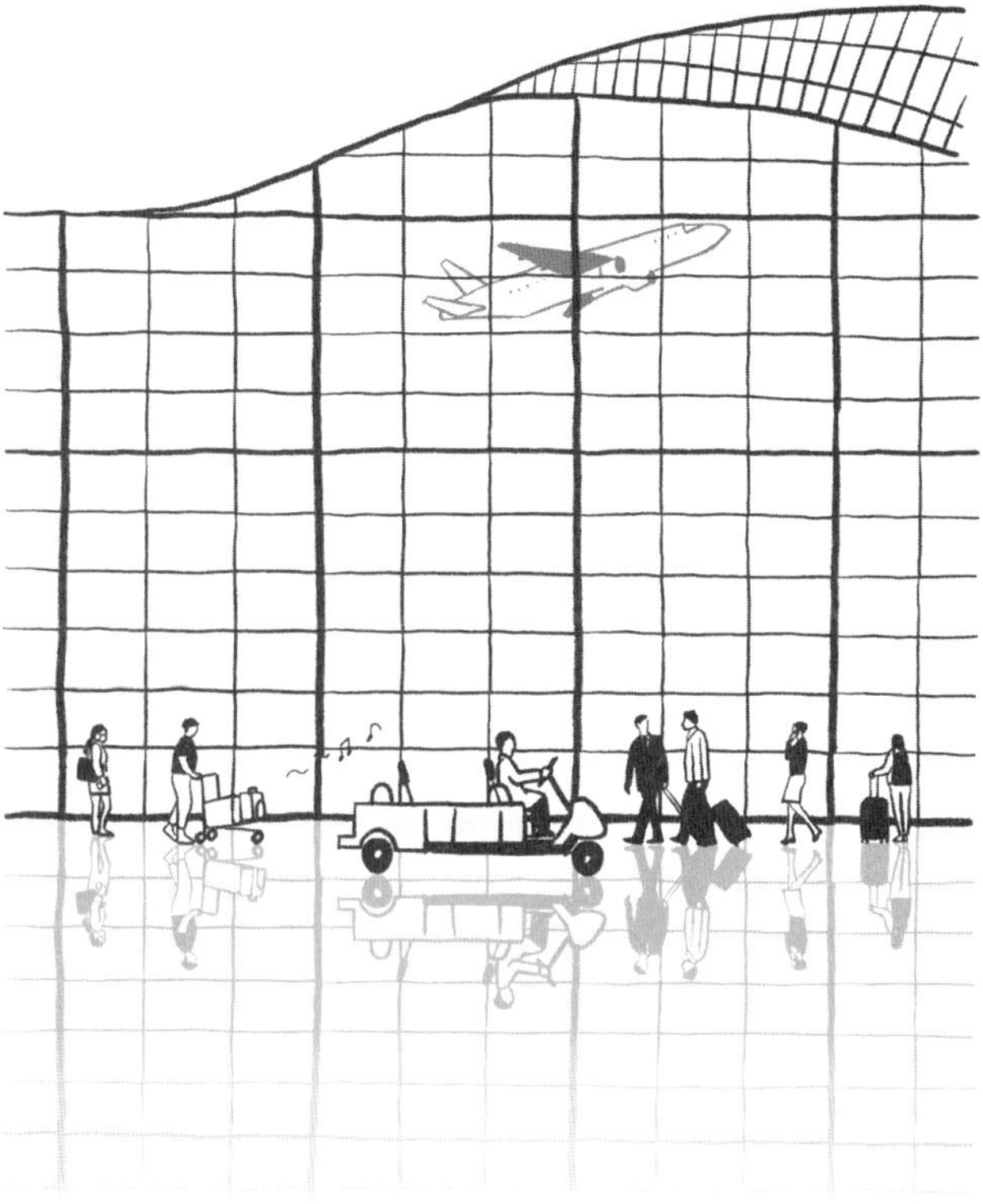

けるという一連の苦労は、筆舌に尽くしがたいものがある。保安検査場は医療スタッフさえ素通りが許されない場所だ。一切の例外なく、荷物と所持品の検査に時間を取られるため、先を急ぐぼくとしては、焦りで口の中がカラカラになってくる。体力のないスタッフなどは、現場に着く前からへとへとなんてこともザラだ。そうした難点を空港公社に何度も訴えて、解決策を議論した結果、ついに一つの改善案が出た。三階出国ロビーの保安検査場近くに医療スタッフ専用の電動カートが置かれることになったのだ。前方には運転席と助手席、後方には座席と荷物置き場まで備えた、それこそ夢のような乗り物である。ぼくらは、そこでついに全面自力走行による緊急出動から解放された。

カートは、エンジンをかけてアクセルを踏むと、独特の電気音を発して、軽々と静かに滑るようにして進む。だが、空港の電動カートも厳密にいえば車両だ。運転許可証所持者にしか運転することが許されず、運転手は必ず許可証を携帯しなければならない。問題は医療センター内でこの許可証を持っているのが、ぼくだけという事実だった。最初はなんだか不思議な感じもしたし、ちょっと気を良くしていた。けれど、あとになって、しまったと思った。緊急出動時の運転が、全てぼくの役回りになってしまったからだ。飲み会の時、お酒の飲めない人がタクシー代わりに使われるのと似たような感じといえば、お分かりいただけるだろうか。

白衣を着た男性医師が助手席に看護師を乗せ、通行人の間を縫うようにカートを走らせる姿を想像してほしい。なおその際、道路上のあらゆる車を制圧するがごとく、サイレンを鳴らして現場へ急行する救急車を想像されては困る。空港の出国ロビーでサイレン音はご法度だ。誤って異なる緊急事態を連想した人たちが、不安やパニックに陥る可能性があるからである。医療スタッフ用電動カートは、客の間を静かに走らなければならない。サイレンの代わりに使えるのは、ぼくの肉声だ。それもあまり大きすぎず、穏やかな声で「緊急車両です。通してください。道を空けてくださ〜い！」と言うだけである。ちなみにこの場合、相手が自国民なら気付いて道を空けてくれるのだが、相手が韓国語を知らない外国人だった場合は……。「Excuse me, Excuse me, Emergency please!」と連呼するしか術がない。こうして急患のもとへ着く前から喉がしゃがれ、どっと疲れがたまってしまうのは、ぼくの気のせいだろうか？

電動カート導入から数年、最近のカートは、空港鉄道駅とターミナルの間を移動する乗客のうち、荷物が多い人や体の不自由な人の移動に利用されたり、たまに空港へ見学に来る幼稚園生たちを楽しませたりするのに使われている。近頃はカートから軽快な音楽も流れ、前を歩く人たちに注意を促すこともできるようになった。タラランラン〜、タラランラン〜。音楽とともに滑るようにして横を通る電動カートを見る度に、導入当初の切ないぼくの声が耳元でオーバーラップする。あの時、「通してくださ〜い！　プリーズ！」というぼくの声ではなく、こういう音楽が流れていたら……どうなっていたのだろう？

進むべきか、引き返すべきか、緊急着陸するべきか

プルルルル！

手にしたスマホに国際電話であることを知らせる長い番号が表示される。ぼくは軽く一度深呼吸してから、通話ボタンをさっと押した。

「こちら、ベトナムのダナンから仁川へ向けて飛行中のKE－○○○便です」

「はい、こちらは航空救急諮問医師です。落ち着いて状況を教えてください」

相手には落ち着いて話せと言っておきながら、ぼくの声に緊張の色がにじむ。

「四歳のお子さんが、アレルギー性の発疹でかゆみを訴えておりまして、保護者の方からフェニラミンという薬を与えてよいか尋ねられているのですが」

深刻な状況ではなさそうなので、緊張の糸がするすると緩んで穏やかな声に戻っていった。

「ええ、もちろん。半分に割ってあげてもいいですし、そのままで飲み込めるようなら割らずにあげてもいいですよ。発疹が出ている部位には冷たいおしぼりを巻いて、かかないようにと伝えてください。それから空港到着後には、病院にも行くようにと」

「分かりました。ありがとうございます」

「いえいえ。それでは、安全運航を――」

飛行機の多くは、ある程度の一次常備薬を備えている。フェニラミンのような抗アレルギー薬だけでなく、酔い止めや頭痛薬といった常備薬も、乗務員に頼めばすぐに持ってきてもらえるだろう。だが、その薬を飲んでいいか判断に迷う時は、医師の意見を聞かなければならない。まずは機内放送を通して乗客の中に医療関係者がいないか探す（こうした機内放送を聞いたことがある人も多いだろう）。

機内に対応可能な医療関係者がいない場合は、乗務員がコックピットに設置された航空用の救急通報ボタンを押して、ぼくが持ち歩く業務用スマホに衛星電話をかけてくる。乗客の中にいる医師や看護師が専門外で判断できないという時も、ぼくのところに連絡が入る。二〇一五年から航空救急非常電話（Emergency Medical Call Service。以下ＥＭＣＳ）は、ぼくのスマホにかかるようになった。この体制ができてもう八年だ。ＥＭＣＳは飛行中の航空機内に対応可能な医療スタッフがいなかったり、乗客の病状が深刻と判断されたりした場合に、地上の医療スタッフへ医学的アドバイスを求めるシステムだ。

ずっと静かだったスマホがけたたましく鳴りだすと、ぼくの心臓も騒がしくなる。一日二十四時間、三百六十五日いつでも鳴る可能性があるこの電話には、空港で共に働く三人の同僚医師が交代で出ている。この数年間、大きな事故もなく、任された仕事をきちんとこなしてくれている同僚たちには感謝するばかりだ。だが、いつ鳴るか分からない救急通報の呼び出し音のせいで少々ノイローゼ気味になり、プレッシャーを感じてしまうのはしかたがないことである。トイレに入っている時も、シャワーを浴びている時も、布団に入っている時も、手に届く場所にスマホを置いていなければ落ち着かない。シャンプーをしている途中でかかってきたEMCSに出た拍子に、目の中に泡が入って涙をこぼすこともある。

機内において最も緊張が高まる瞬間は、乗客が心肺停止になった時だ。地上から十キロメートル離れた上空を時速千キロメートル近いスピードで飛んでいる飛行機の中で、心臓麻痺によって呼吸が止まってしまうなんて、考えただけでもゾッとする。けれど幸いにも、国際線の機内には、平均して一名以上の医療関係者が乗っているという統計資料もあるようだし（二〇一九年の新型コロナウイルス流行以前の統計だが、今もその数字に大きな差はないはずだ）、客室乗務員も乗客の安全を守るべく、基礎的な心肺蘇生術は必ず学んでいる。

とはいえ心肺蘇生を要するほどの超救急患者が発生すれば、飛行機の運航に関する一切の責任を負う機長は深く悩むことになる。そのまま目的地まで飛行を続けるか、もしくは航路近くの別の空港に緊急着陸許可を求めて飛行を停止するか、難しい選択だ。この決断は、航空救急諮問医師と航空管制室と共に行うことになる。管制室を介した三者通話（そのうちこれがビデオ通話になる時代が必ず来るだろうけれど、衛星電話で三者通話が可能になったというだけでもありがたいことである）によって、緊張と苦悩に満ちた会話が行われる。

「サイパンから仁川空港へ飛行中のＫＥ－〇〇〇便の機長です。機内で外国人のお客様が急に倒れ、意識も呼吸もありません。幸いお医者様が一名いらしたので、乗務員と共に心臓マッサージをしてもらっているのですが、このまま目的地まで向かっていいものか、緊急着陸するべきか、決断を迫られています」

管制官はその間に、航路の途中に緊急着陸可能な空港があるかを調べ、その空港で救急医療処置ができるかどうかを確認する。

「乗客はまだ脈がありますか？　回復の見込みの有無を機内にいる医師に確認してください」

しばらく静寂が流れてから、回答がきた。

「現時点では判断できないとのことで、懸命な心臓マッサージが続いています」

受話器越しに焦りと緊張が伝わってくる。心臓マッサージで回復できるのか、目的地までのフライト時間はどれくらいなのか、航路周辺の空港には着陸できるのか、その空港の近くには医療施設や病院があるのかなど、総合的に判断して最善の選択をしなければならない。機長と諮問医師であるぼく、そして航空管制室が共に行うこの判断は、一刻を争う状況の中で、緻密かつ慎重に行われる。一つの命を救うことを目的とした緊迫した現場では、他の乗客の利便性や、航空会社の経済的損失など二の次にせざるを得ない。だからこそ、時に新聞の一面には〝崇高な帰還〟という見出しが躍るのだ。

医師たちの間で伝説のごとく語られているエピソードがある。

アメリカ行きの国際線の機内で、ある乗客が突然呼吸困難に陥った。客室乗務員の切羽詰まったドクターコールを受け、何人もの人たちが立ち上がり、患者に駆け寄る。統計上、運航中の国際線機内には医師が一名いるかいないかというところだから、こういうケースは非常にまれなのだが、なんとその時はちょうど海外で学会に参加するため、医師が数名乗り合わせていた。しかも、そのうちの大半が心臓外科医。彼らは静かに乗客を診察しカンファレンスを行うと、患者の病名を気胸と結論づけた。それから機内にある救急医療箱を開き、さまざまな道具を駆使して、救急医療センターでしかなし得ないような治療を施した。救急医療箱に入っていた注射針で肺に小さい穴を開け、点滴の管をつないで胸腔にたまった空気を体外へ排出したのだ。治療後、乱れていた患者の呼吸は次第に落ち着いて、目的地の空港に到着する頃には何事もなかったかのように穏やかな呼吸を取り戻した。客室乗務員と乗客たちの賛辞や拍手の中で、医師たちはまるで英雄のごとく患者と共に飛行機を降りた。患者は現地の病院に運ばれ、無事に気胸の治療を受けたあと帰国したという。きっと、この患者は天運を持って生まれたのだろう。前世でどんな徳を積めばこれほどの幸運をつかめるのだろうか。

機内で発生した予期せぬ緊急事態は、乗務員と乗客たちの緊密な協力により、患者が奇跡的に回復すれば美談として残るだろうが、結果が芳しくなかったり、最悪なことに絶命したりすれば、関わった者たち全員にとって、しばらく忘れられない苦い思い出となってしまうはずだ。だから救急医療諮問を行うぼく自身も、この電話を受けた時は、その後もしばらく当時の状況を反すうし、自分のアドバイスが適切だったか自問自答を繰り返す。どうか今夜も機内に急患が発生することなく、安全で快適なフライトが続くようにと願うばかりだ。

人は獲物じゃありません

ぼくは空港医師である前に、家庭医学科の専門医だ。韓国に家庭医学科という医学分野が導入されてもう数十年経っているのだが、家庭医学科がどんな診療をするところなのかは、まだまだ疑問を持たれることが多い。内科、外科、小児科、整形外科、産婦人科など、名前を聞いただけで診療領域が思い浮かぶ診療科とは違って、家庭医学科は名前を聞いただけだとどんな領域を診療するのか、どうしても分かりにくい。簡単に説明するならば、家庭医学科は医学の専門化・細分化が引き起こした問題を補完するために生まれた分野だ。性別や年齢、疾患の種類に関係なく一次的な診療を行って、包括的で持続的な医療サービスを提供する科である。

「PA（Physician Assistant の略）」と呼ばれる学生実習期間とインターン時代は、手術室で患者の腹を開き、病気になった臓器を切り出して命をつなぐ外科医の強いカリスマ性と魅力に惹かれることもあった。そこで外科医の道へ進もうと考えたこともある。だがぼくは今、家庭医学科の専門医として二十年の歳月を過ごし、非常に満足のいく医師生活を送っている。日常生活の中で頻繁に出くわすさまざまな病気に対する幅広い知識を基に、普段から周りの人たちを大なり小なりケアできているだけでなく、航空関連疾病の予防や治療において専門的な役割を果たせているという事実は、ぼくを満ち足りた気分にしてくれる。家庭医学科のレジデント時代に、数か月ずつ異なる専門科に派遣される中で学んだ豆知識も、ここ空港医療センターでは、余すことなく活かせるからうれしい。どんなささやかなスキルでも、それがいつどこで役立つかは分からないから、日頃から隙を見て情報収集に励むのは医者の重要な役目だ。空港で折に触れ出くわす奇想天外な症状に対応するうえで、ぼくの専攻科目が最適であるという認識に変わりはない。

耳の中に何が？

耳鼻咽喉科の医師ばかりが患者の耳をのぞくわけではない。耳の痛みを訴える患者に対しては、必ず耳鏡を使って耳の中にどんな病変があるのかを観察する。特に子どもの場合は風邪の後遺症として中耳炎にかかりやすいし、航空医療の場合だと航空性中耳炎の発生率も高いから、患者の耳をじっくりと詳しく診ていく必要がある。

耳鏡を使って耳をのぞくと、狭くて短い外耳道（直径〇・六センチ、長さ二・五センチ程度）の中で、実に多くのことが起きているのが分かる。耳に違和感があるとか、変な音が聞こえるといってやってくる人の耳の中からは、大きな耳垢《みみあか》や、鼓膜付近に張り付いた耳垢だけでなく、髪の毛や綿棒の残骸など、あらゆる異物が見つかるものだ。大抵の症状は、それらを取り除けば消えてしまう。しかし、外耳道は痛みにとても敏感な組織だ。異物を取り除く際には、慎重のうえにも慎重を期さなければならない。下手をすれば悲鳴を上げる患者をなだめるのに治療以上の時間を取られるはめになるからだ。

ちなみに最も悩ましいのは、生きた小虫が耳に入るケース。永宗島にあるキャンプ場やペンションなどから、耳を押さえて医療センターに駆け込んでくる人たちも少なくない。羽虫やアリ、小さなムカデに至るまで、外耳道の狭い隙間で立ち往生しているのが見えると、耳鏡を握るぼくの手にもぞわっと鳥肌が立つ。無理にピンセットで引き抜くというのはとても危険な行為だ。光を好む虫ならば、ライトを当てて静かに待ち、出てきたところを捕まえる。一方、自ら出ようとしない一部の虫の場合は、高濃度アルコール（八十パーセント以上）を外耳道に注いでしばらく待ち、アルコールに酔って気絶したところをピンセットでそっとつまみ出してやる。なお、その際に注意するのは、虫の体の一部が外耳道に残らぬよう、根こそぎ取り除くことだ。

無事に処置を終えて気分が少し高揚している時などは、「飲み会のネタになるので、この虫、記念に持って帰ります？」なんて冗談を言うこともある。患者の耳の中で死んだり、気絶したりした虫をピンセットでつまみ出す瞬間の快感たるや！　これを、患者を苦しめる癌組織を手術によって切除する外科医の達成感と比べるのは少し大げさすぎるだろうか？

釣るのは魚だけにしてください

仁川国際空港医療センターに勤めるまで興味もなく、よく知らなかったことがある。それは、仁川空港がある永宗島には、平日だろうと休日だろうと多くの釣り人が来るということだ。しかも彼らの中には、釣りが禁止された区域でさえ釣り竿を投げる人がかなりいる。

ぼくの釣り経験といえば、小学四年生の時に何も知らずに人に付いていった貯水池で、フナを釣ったのが全てだ。その時に釣った小さなフナで母がフナスジェビ（韓国風のすいとん）を作ってくれたのだが、そのビジュアルがあまりにも強烈だったせいで、ぼくはしばらくスジェビが食べられなくなった。ちなみに中年を迎えた現在は、知り合いの中に何人か釣りマニアがいるので、釣り好きの世界というものを、多少なりとも間接経験している。

釣り好きの人なら誰だって、大魚を狙って釣り場へ向かうだろう。だが、そんな思いとは裏腹に、自分自身や周りの人たちを釣って、あたふたと医療センターに駆け込むケースは意外と多い。沖に向かってポチャン！　ときれいに着水するべき釣り針が、あろうことか自分や近くにいた人の体に引っ掛かってしまうのだ。ベテランの釣り人はそういう時でも慌てずその場で対処できるらしいのだが、たまに唇や鼻に釣り針を引っ掛けて病院へやってくる人を見ると、同情する半面、思わず噴き出してしまいそうになる。

釣り針はどこにでもよく引っ掛かるように先が鋭くとがっている。しかも詳しく見てみると、かなり奇抜な形状をしている。針の先はまるで小さな銛《もり》のようにかぎ状になっていて、一度刺さってしまったら簡単には抜き取れない。だから魚も一度かかると、おいそれとは逃げられないのだ。釣り針は決して後退を許さず、ひたすら前にしか進まない。そのため、それを外す作業も、刺さったのと同じ方向へ前進させるところから始めることになる。針先が皮膚を突き破ったら（もちろん患者の苦痛を和らげるため、患部周辺への麻酔は必須だ）、外に出たかぎ状の部分を工具で切り落とし、ツルツルした残りの部分を反対方向へ引き抜いてやる。そうすることで痛みと組織の損傷を最小限にとどめながら、安全に針を取り除くことができるのだ。

なお釣り針が刺さった皮膚には、針が入ってきた側と、出ていった側の両方に穴が残る。新しい針ならあまり心配ないのだが、使い込まれた針の場合は感染症を引き起こす危険もあるため、しっかりと患部を確認し、徹底的に消毒することが必要だ。加えて予防のための抗生剤も使用する。きれいに取れた針は記念として患者に渡してもよさそうだが、患者の血液が付いたものは全て、特殊処理を必要とする医療廃棄物。よって、即座にオレンジ色の廃棄物封筒へ直行だ。

ここで釣り好きの皆さんにお願いしておこう。釣り針を投げる時はよく注意して、必ず周りを確認してください。魚の代わりに自分自身や周りの人を釣ってしまうかもしれませんからね。

水の中の静かな恐怖——毒クラゲ

一九七五年に公開され全世界を震撼させた映画、スティーヴン・スピルバーグ監督の初期の作品「ジョーズ」——。ある閑静な海辺に現れ人々を恐怖に陥れた人食いザメと人間の対決を描いた作品だ。あまりにもセンセーショナルなその映画の公開により、その年とその翌年は、世界中の海水浴場が遊泳客の減少に涙をのみ、ライフセーバーたちは、水中のちょっとした異変にさえ過敏に反応する人々から、いちいち出動要請を受けることになったという。

劇中でジョーズが登場する際に流れていた「ダーダン、ダーダン、ダダダダダダ、ダーダン」という音楽と、水面を漂う世にも恐ろしい三角の背ビレは、観る者の心臓を縮み上がらせ、その後の海洋ホラー映画における定石にもなった。ぼくは子どもの頃、「週末の名画」というテレビ番組枠でこの作品を観たのだが、それこそまさに衝撃で、しばらく海には近づけなくなってしまった。

最近は韓国周辺の海域にも頻繁にサメが出没するようになっている。毎年夏になると網に掛かったホホジロザメの写真と共に、海水浴客に注意を呼び掛ける記事も出ている。しかし仁川国際空港医療センターからすると、現実問題としてサメより深刻なのは、漁網を破るほどの威力を持つクラゲの群れだ。年々深刻化している地球温暖化問題の中でも特に海水温の上昇は、海を生計の基盤とする漁師のみならず、海水浴客にも影響を与えている。我々医療センターも、海水温の上昇に伴って、毒クラゲに関する項目を応急処置マニュアルに追加することになった。空港とクラゲに何の関係があるのかと思われるかもしれないが、仁川空港が永宗島という島にあることを忘れないでいただきたい。

ぼくが子どもの頃、クラゲといえば年に一〜二度、親戚らが集まる席で出される〝クラゲの酢の物〟が全てだった。韓国においてクラゲは、基本的に食材として認識されてきたのだ。韓国の海には毒性の強いクラゲはほとんどいなかったし、たまに水温の高い南海《ナメ》の海水浴場まで行った時に、気分よく泳いでいたら足をチクリと刺されたなんてことがある程度だった。加えて、その症状もヒリッとした痛みや小さな斑点の出現くらいだから、わざわざ病院へ行くほどでもなかった。ところが最近新たに出てきたクラゲは、なかなか手ごわい存在だ。成長すると直径が一メートルにも達するエチゼンクラゲは、ここにきて急激に個体数を増やし、西海《ソヘ》から南海へ移動しながら海水浴客を襲っている。クラゲの触手から出る毒は人の命を奪うほどではないというけれど、子どもやアレルギー体質の人であれば、命を脅かされることもあるだろう。仁川空港の近くには有名な海水浴場が二つあり、週末や夏休みシーズンには多くの客が押し寄せるのだが、そうした客の中でも、クラゲなどの各種海洋生物に襲われて、医療センターへ運ばれる人が増えてきている。最近は、毎年夏になると仁川近海に現れて人々を襲う毒クラゲなどにも注意が必要な状況だ。

クラゲに刺された患者の治療にあたって基本になるのは患部の観察である。患部にクラゲの刺胞が残っていないか、じっくりと丁寧に調べなければならない。万が一、残っていた刺胞が弾けて皮膚から体内に毒が入れば、急性アレルギーショックを引き起こしかねないからだ。クラゲの種類によっては、海水での洗浄やアルコール消毒が禁忌ということもあるから、その点についても細心の注意を払わなければならない。

手術台の上で繰り広げられる神業や、失われかけた命を救う技術とは比べものにならないけれど、いざという時に一般人では対処しきれない、さまざまな身体の損傷をきれいに治すためのちょっとしたスキルが蓄積されていくことに、ぼくは誇りを感じている。それこそ家庭医学科専門医のぼくが得意とするところだし、我々医療センターにとって最適なスタンスだと思うからだ。どうか永宗島の美しい浜辺と、海中に隠れたクラゲの長い触手が、未来のホラー映画の題材にならないようにと願う。

なんともバラエティー豊かな足の怪我

足を引きずりながら歩いてきたり、航空会社から借りた車椅子で医療センターにやってきたりする若者は少なくない。でっぷりと腹の出た中年男性が足を引きずってやってくれば十中八九、通風患者だろうと察しがつくところだ。高齢者の場合なら、各種退行性疾患を疑う。けれど、若者が足を引きずって来た場合は、往々にして旅先におけるレジャー中の負傷である確率が高い。

一番ぎょっとさせられるのは、足の裏の怪我の時だ。処置室に着いて確認すると、患者の足は文字どおりめちゃくちゃ。足の裏と指の間にびっしり刺さった真っ黒な粒々と、赤く腫れ上がった周辺組織は、すでにところどころじくじくと膿《う》んでいる。犯人は旅先の海岸でよく見かけるウニだ。白い砂浜と浅い浜辺の伏兵であるウニは、自分を踏んだ者たちの足に間髪をいれずに報復する。皮膚に刺さったウニのトゲは激痛と炎症をもたらすものだ。そして、それに対する唯一の治療法は、刺さったトゲを一本一本、丁寧に全て抜き取ることだけである。

医者の立場から言わせてもらうと、正直、こういう患者にはできるだけ会いたくない。心底気力を奪われてしまうからだ。塗るタイプの麻酔をして、一本一本トゲを抜くのは、長い時間と根気を要する高難度の作業である。老眼で近くのものが見えにくくなったぼくのような中年医師には、なおのこと骨の折れる作業だ。老眼鏡に虫眼鏡まで動員し、短くても数十分、長ければ一時間以上、処置は続いていく。待合室にいる他の患者に断りを入れながら対処しなければならないほど長い時間がかかる処置。その合間にも搭乗時間が迫った患者がいれば、彼らの診察を挟みつつ対処しなければならない。処置が全て終わったら、ぼくは額の汗を拭ってこう伝える。「今度から浜辺を歩く時は、裸足ではなく、必ず靴を履くようにしてくださいね。絶対に足の指がはみ出ないものでお願いしますよ」。空港医師の切実な願いである。

愛し合ったあとで

外来の窓口に提出された若い女性の問診票に「アフターピル希望」と書かれていれば、大方のことは察しがつく。こうした場合、診察室の外には、そわそわと落ち着かない様子の付き添い男性がいるものだ。

「こんにちは、今日はどうされました？」

女性は最初、話すのをためらって口ごもる。

「先生、実は……」

「ええ、大丈夫ですよ。話してください」

どういう事情か察しはつくが、できるかぎり穏やかな雰囲気を醸しだし、患者の口から詳しい事情を聞き出すのも老練な医者の役目だ。

「実は昨日、彼と寝たんですけど、避妊に失敗しちゃったみたいで。もしかしたら妊娠してるかもって心配なんです。アフターピル、出してもらえませんか？」

「そうでしたか、分かりました。では、緊急避妊薬を処方する前に、パートナーの方をこちらへ呼んで、一緒に説明を聞いてもらってもいいですか?」

ぼくはできるだけ相手の男性にも、一緒に診察室へ入るようにしてもらっている。なぜなら緊急避妊薬の処方は、女性だけの問題ではないからだ。なりゆき任せの性行為の危険性を、男性側も正しく知っておく必要がある。可能なかぎり、緊急避妊薬を服用せずとも済むような、安全なセックスの重要性をカップルは共に認知しておくべきなのだ。

実は、ぼく自身も予期せぬ妊娠を経験している。同い年であるぼくたち夫婦が四十一歳になった年のことだ。ある日突然、第二子の妊娠が発覚した。妊娠検査薬にくっきりと浮かび上がる二本の赤いラインを見て、ぼくたち夫婦はあ然とするしかなかった。結局、産婦人科へ行き、妊娠四週目であることが分かった時には、妻に胸倉をつかまれてしまったけれど、ぼくは内心では二人目が欲しいと思っていたから、その程度のことは甘んじて受けた。だが育てるのに苦労した上の子が少し大きくなってきて、ようやくほっとしたタイミングで再び妊娠した妻のほうは、かなり動揺しただろう。しかしそんな戸惑いもすぐに消え、年を取ってから授かった二人目の我が子に対する期待とわくわく感は、ぼくたち夫婦をますます幸せにしてくれた。そうして生まれた愛らしい第二子はすくすく育ち、いつの間にかもうすぐ小学校を卒業しようとしている。ぼくたち夫婦は時々、この時のことを笑って話す。

妊娠や出産は、家庭生活にも無数の変化をもたらすものだから、結婚した夫婦間であっても合意とコミュニケーションが欠かせない問題だ。ましてや法的にはまだ他人である恋人同士となれば、より一層の注意が必要となる。旅先での熱い一夜は美しい思い出になるかもしれないけれど、予期せぬ事態を呼び起こす可能性もはらんでいる。

現在は緊急避妊薬が開発され、普通の医療機関でも難なく手に入れられるようになったが、それもつい最近のこと。こうした薬が出てくる以前、一夜の過ちを犯した男女の不安とプレッシャーは、いかほどだっただろう。また、緊急避妊薬があるからといって安心してばかりもいられない。緊急避妊薬は百パーセントの効果を保証するものではないうえに、強力なホルモン剤なので副作用も少なくないのだ。ヨーロッパの一部の国では年に二回以上の服用を禁じているところもあるだけに、使用の際には薬の効果と副作用を熟知しておくことが肝要である。性交後、一定時間（七十二時間以内のできるだけ早い段階で服用することを推奨。最近出た薬は、事後五日まで有効）を過ぎると効果は出にくくなり、投薬後は、めまいや吐き気といった副作用が見られることも多い。服用した人の三十パーセント程度では、少量ながら出血も見られる。こうした副作用は薬を飲んだ女性だけが経験するものだ。それゆえ、相手の男性も愛する人が被る心的不安や肉体的苦痛について正しく知る義務がある。

長々とした説明を受け、診察室を出ていくカップルの後ろ姿は二つに一つだ。お互いを慰めるようにしてポンポンと背中をたたき優しく手を握り合うか、悔しさをぶちまける女性に、男性がバチンと背中をたたかれるか——。

緊急避妊薬を必要とするカップルへ

アフターピルと呼ばれることも多いですが、正式名称は〝緊急避妊薬〟です。〝アフター〟と〝緊急〟のニュアンスには大きな差があります。前者は単に順番だけが入れ替わったという印象ですが、後者になると文字どおり緊急の対処という意味合いが強まります。なりゆき任せの性行為や誤った避妊法などで、きちんと避妊ができていない時には、早急に病院へ行き、緊急避妊薬の処方を受けて服用しなければなりません。

現在、韓国で処方できる緊急避妊薬は二種類です。性交後、七十二時間以内に服用しなければならない薬と、最大百二十時間（五日）以内に服用する薬。ですが最大限の効果を得るためには、いずれにしてもできるかぎり十二時間以内に服用したほうがいいとされています。

緊急避妊薬が妊娠を阻害する原理は次のとおりです。子宮頸部の粘性を高め、精子の移動を難しくする。高濃度のホルモンの作用で排卵を遅らせる。子宮内膜を変化させて受精卵の着床を阻害する。子宮内膜を脱落させて着床した受精卵を剝がす。ですが、緊急避妊薬を飲んだからといって百パーセント避妊に成功するわけではありません。服用が早ければ早いほど妊娠しない確率が高まるというだけです。平均的な避妊成功率は八十五パーセント程度とのこと。高濃度のホルモン剤である緊急避妊薬は、さまざまな副作用を引き起こします。吐き気や腹痛、倦怠感やめまいがよく見られるほか、一部の女性は服用後、数日から長くて二週間ほど不正出血を見たりもします。もちろんこうした出血は子宮内膜が剥がれる過程で起きる一時的な症状ですから、あまり心配する必要はありません。時が経てば子宮内膜が回復し、月経も正常に戻ります。とはいえ、市販の妊娠検査薬を使って妊娠の有無は再確認したほうがいいですし、不正出血が続く場合は産婦人科を受診して状態を確認しなければなりません。

緊急避妊薬は医療用医薬品に分類されているため、処方せんがなければ買えません。副作用や不正乱用防止を考慮して、必ず医師の診断と処方を要するものになっています。最も望ましいのは、この薬を使わなければならないような緊急事態を起こさないようにすることでしょう。愛しているのなら、相手の体を大切にしてください。

アイスランドの火山が引き起こした〝バタフライエフェクト〟

二〇一〇年四月、アイスランドのエイヤフィヤトラヨークトルが大噴火した。このニュースを聞いたぼくは、はるか遠くの国にある名前も知らない火山が噴火したところで何ということもないと思っていた。だが、この事件が大きなバタフライ効果の始点であることを実感するのに大して時間はかからなかった。

アイスランドは北大西洋の中央にある島国だ。面積は韓国と同じくらいだが、人口は済州島の半分程度で約三十八万人。読んで字のごとく〝氷河の国〟である。地質学的には二つの大陸の巨大な地殻が国土の真ん中でぶつかっているため、火山活動が活発だ。よって太古の昔から大小の火山噴火が記録されているのだが、特に一七八三年のラキ火山大噴火は、国内のみならず、ヨーロッパ全土の人々を数多く死に至らしめたうえ、数年間に及ぶその後の飢饉にもつながる世界的な気象異変をもたらして、一七八九年のフランス革命の一因になったともいわれている。当時の状況を記したある聖職者の日記を見ると、間接的ではあるものの、その時の恐怖をうかがい知ることができるだろう。

「この二週間で、口では言い表しきれないほど大量の有毒物質が空から降り注いでいる。火山灰に火山毛、硫黄に満ちた雨――。そうした全てが砂に交じって降ってきたのだ。（中略）火は収まることもなく、地の植物は燃え尽きるか、灰と化している」

今回の噴火後も、大量の火山灰が風に乗ってヨーロッパ全土の空を覆った。その余波でヨーロッパ行きの全ての飛行機が運航中止になったほどだ。折しも仁川空港ではヨーロッパ行きの飛行機に乗り換えようとしていたトランジット客が数百人待機していた。ある日突然、期限の定まらない立ち往生を余儀なくされた人々で、トランジットエリア内にあるホテルの客室は見る間に満室になる。それさえ確保できなかった客は、空港待合室での寝食を強いられることになった。

韓国でも天気が急変しやすい済州島では、嵐や大雪によって飛行機の運航が中止され、乗客が空港の待合室で待機させられるという様子が年に何度かニュースで流れる。まあ、それも数時間程度なら、旅ならではのハプニングとして話のタネにもなるかもしれないが、いつまで続くとも知れず、延々と滞留させられるとなれば問題は大きくなってくる。特に子どもや慢性的な持病を抱える患者はその苦痛が倍増し、もともと持っている病気が悪化したり、新たな病気を発症したりする可能性も出てくる。

事の深刻さに気付いた空港公社は、待機中の乗客に臨時の居所を提供し、生活必需品の支給を始めた。支援要請を受けた医療センタースタッフも、乗客に必要な医療的支援を検討し、可能な範囲で尽力することを決断する。ぼくは長らく倉庫内に保管されていた携帯用の診療バッグを取り出すと、往診に必要な医療品を用意した。各種注射液に医薬品、救急用品に加えて、携帯用心電図やパルスオキシメーター、血圧計など……。診療バッグは久々に、満腹になった犬の腹のごとく膨れ上がった。

そうして空港内での往診の日々が始まった。正規診療を終えて夕方になったら、空港ターミナル二階に設置された乗客の臨時居所を訪ねる。突如現れた白衣の医師と看護師に、当初目を丸くしていた乗客たちも、ぼくたちが医療支援スタッフだと気付くと、我先にと助けを求めてきた。急に発熱したという子どもや、消化不良、腹痛、下痢などに苦しむ人々、特に高血圧や糖尿病、心臓病など、継続的な服薬を必要とする人たちは、手持ちの薬が減っていくことに大きな不安を抱いていた。

その場ですぐに治療できる患者もいたが、ここでの処置だけでは不十分だと思われる患者のほうが多そうだ。より現実的で効果的な対策が必要だと考えたぼくは、空港救急隊の協力を得て容体が優れない患者たちを医療センターへ移送し、より安定した治療を施せる状態にした。

そんなふうに対応していた時だ。あるイギリス人男性にただならぬ症状が現れた。重度の糖尿病を患っていた七十代の男性は、手持ちのインスリンが尽きてから二〜三日注射を打たずにいたせいで、意識不明に陥っていたのだ。直ちに医療センターへ移送して血糖値を測定してみると、測定器の表示は〝high〟。測定可能な範囲を超えている場合に表示される単語だ。すぐに治療しなければ、高血糖による急性ショックを起こしかねない。ぼくは生理食塩水の点滴を用意すると、空港病院にあったインスリンを使用して、患者の血糖値を下げていった。幸い、しばらくすると測定器が示す血糖値は下がっていき、正常な範囲に収まって患者の意識も戻ってきた。だが、重要なのはここからだ。患者が常用していたインスリンを確保して、滞留期間中の血糖値を安定的にコントロールする必要がある。インスリンのような医薬品は、それを使い続けることが必須となる糖尿病患者にとって、命の守り神のようなものだ。決まった時間に決まった量を注射できない状態が長く続けば、命の危険を伴う深刻な高血糖性ショックなどを引き起こすこともある。

程なくしてヨーロッパ各国の大使館からも救援隊が派遣されてきた。各国の国旗が刻まれた救護ベストを着て、助けを必要とする人たちのもとへ縦横無尽に駆けつける彼らの合流により、滞っていたものが一気に流れだしたような気がした。心強い援軍を得た気分といえばいいだろうか。必要な薬を確認し、それを用意できる病院に連絡して、空港まで空輸してもらう作戦が決行される。それにより、昏睡《こんすい》状態で担ぎ込まれたイギリス人男性も、常用していたインスリンを無事に確保して、自らの足で空港病院を出るほどに回復した。

それから数日後、ヨーロッパの空を覆っていた火山灰は少しずつ晴れていき、運航を中止していたヨーロッパ行きの飛行機も徐々に運航を再開していった。ハラハラしながら毎日過ごしていたトランジット客たちも、ようやくヨーロッパへの帰国が決まっていく。この時の、ぼくをはじめとした医療センターのスタッフに対する、空港関係者や各国の大使館職員の揺るがぬ信頼やリスペクト、そして感謝の気持ちを込めた抱擁や握手、拍手は、この数日の苦労をねぎらって余りあるものだった。

しばらくして空港公社と各国大使館を通し、帰国した人々からの感謝の言葉が続々と届いた。彼らがなじみのない国、韓国で受けた親切と人類愛を、自国でも周りの人たちに話してくれると思ったら、非常に誇らしい気持ちになった。彼ら自身もまた、国籍や人種を超えて苦境に立たされている他者に対し、喜んで手を差し伸べてくれたらと思う。そしていつか韓国の人々も、ぼくらが彼らに施したようなケアを、どこかで受けられるようにと願っている。

子どもは急に体調を崩すもの

朝一番の診察が始まるなり、診察室の隣にある待合室は、小さな子どもの泣き声に包まれた。子どもの泣き声は本能的に大人たちを緊張させる。ベビーカーを押して診察室に入ってきた子どもの母親の顔は、診察前から泣きぬれてすっかり赤くなっていた。

「お子さんの症状は？」

「昨日までは普通だったんですけど、今朝起きたら熱があって、咳もひどいんです。もうすぐ飛行機の時間なのに、どうしたらいいんでしょう？」

「ひとまず診察してみますね」

子どもは三十八・五度程度の高熱を出していて、扁桃腺もひどく腫れていた。

「扁桃炎になりかけてますね。コロナやインフルエンザの可能性もあるので、検査を終えてからまたご説明します」

ぐずって泣きわめく子をあやしながら、どうにかして検査を終える。マスクをしたぼくの額には小さな汗の粒がぽつぽつと浮いていた。幸い、コロナとインフルエンザの簡易検査キットは、陰性を示す一本線しか出ていないので、ほっとした。

「解熱剤と扁桃炎に効く抗生剤を出しておきますね。熱が下がって落ち着くまでは、二〜三日しっかり休んで安静にしなくてはいけません。海外旅行はキャンセルしたほうがいいでしょうね」

こわばっていた母親の表情が、ますます硬くなる。子どもは泣きやむ気配がないし、母親も今にも泣きそうだ。

「先生、ずっと前から準備して、楽しみにしていた旅行なんです。今からキャンセルなんて言っても、旅行会社は対応してくれないでしょうし。どうにかなりませんか？」

「お気持ちは分かりますが、こんな状態で出掛けても誰一人楽しめないんじゃないですか？　お子さんもつらいでしょうし。もし向こうで症状が悪化しようものなら、病院を探すのも一苦労ですよ。苦労や後悔のほうが多くなると思います。とりあえず薬をお出ししますので、ご家族でしっかり話し合ってください。賢明なご判断を期待しています」

医者の忠告を黙って聞き入れ家へ帰る親もいるが、何としてでも旅行に行けるよう、特効薬を求めてくる親もいる。そういう時、診察室には妙な緊張感と不穏な空気が流れるものだ。空港病院で小児診療をする際に、最も多く出くわす状況である。

国内旅行ならまだしも、海外旅行となれば少なくとも数か月前から準備して、出国日を指折り数えて待っていただろう。白く輝く広大な砂浜に置かれたサンベッドに横たわり、モヒート片手に異国の風景に酔うといったロマンチックなバカンスを思い描き、愛する我が子が水遊びを満喫し、浜辺を駆け回る姿を眺めるなどの幸せな時間も想像していたはずだ。

だが、どんなに計画を立てても、子どもは何の前触れもなく突然体調を崩すものである。大人のように病歴があるわけでもないから、予測もつかなければ調節なんてもってのほかだ。誰かのせいにするわけにもいかない。我が子が体調を崩したら、ただひたすら献身的に看病し、早く治るようにと祈るだけだ。

家庭医学科のレジデントたちは、小児科で数か月の派遣実習を受けるのが基本だ。ぼくもレジデント時代には小児科の呼吸器パートに派遣された。二十人余りいる子どもたちの主治医としての任務を与えられ、担当教授が受け持っている入院児のケアを任される。ぼくは入院児の親たちから「いい先生」と言われたかったし、小児科を専攻する仲間のレジデントたちからも認められたかったから、野心を持って独自の〝いい先生プロジェクト〟を開始した。教授の回診が終わる夕方の時間帯を利用して自分一人で回診を行ったのだ。ぼくの手には、当時育児中の母親たちの間で大流行していた本『ピポピポ119小児科』があった。ベッドの枕元に腰掛けて、子どもの症状に当てはまる部分を共に読み、重要な部分には赤ペンで線まで引きながら優しく説明する。そんなぼくなりの努力は徐々に実を結んで、子どもも親もぼくに心を開き、翌朝の教授の回診時間には、親たちが担当教授ではなく、ぼくを見て話すようになった。回診を終えた教授は少し不思議そうな顔をしていたけれど、前日の夜の出来事を知ると、とても好意的に受け止めて、その行動を褒めてくれた。

　ぼくと妻は三十五歳で最初の子どもを授かった。年を取って初めて経験する育児に苦心する妻の負担を少しでも減らそうと、退勤後は診察で疲れた体をおして、積極的に子育てに参加した。我が子がうまく母乳を飲んでくれず粉ミルクに頼るほかなかったぼくたちは、毎晩哺乳瓶を洗ってはミルクを作って飲ませ、仮眠を取っては起きるという日々を繰り返さねばならず、目の下のくまが消える日はなかった。通勤バスでは首がもげそうなほど深くうなだれ、いびきまでかいて居眠りしていたほどだ。ひどい腸炎で薬も効かず、下痢続きでお尻が赤くなった我が子を抱えながらお風呂に入れたことや、高熱にうなされる我が子を延々と世話した苦しい夜のことは、今なお鮮明に覚えている。この世にいる全ての親たちが乗り越えてきた苦労といえるだろう。小児科に派遣された経験や、二児の父としての育児経験は、病気の我が子を看る親の思いに共鳴し、診察するうえでの原動力になっている。

　近年、韓国の小児科の未来について、さまざまな憂慮があることはぼくも知っている。希望者が減りつつある小児科を盛り立てるべく、あらゆる角度から議論がなされているところだ。医学部を卒業し、専攻科目を決めるべき時期に差し掛かった若い医師たちが、小児科を避けている。それぞれの地域で黙々と子どもたちを診てきた開業医たちが、小児診療に白旗を上げていたりもする。幾重にもこじれたこの問題に対する解決の糸口はまだ見つかりそうにない。他分野を専門とするぼくから見ると小児診療は難しいし、単に医者という立場から見ても、小児科医の日々はかなりの忍耐を求められるものだ。もちろん、医師の道は小児科に限らずどこもそうなのだけれど、小児科は特に、子ども好きでなければとても務まらないと思う。学問的な難しさもさることながら、小児科ではスムーズな意思疎通が難しい子どもへの治療に加えて、その子たちに付き添う親にまで温かなねぎらいの気持ちを持ちながら、子どもを健やかに育てるためのアドバイスや忠告、指導をしなければならないからだ。しかも最近はネット上にある真偽不明の医療知識で武装した一部のモンスターペアレントたちとの舌戦も避けられない状態である。

空港医療センターの診察室に来る患者のうち、子どもの比率は大きくない。だが、そのほんの一握りの小児診療にも、大人相手の診療の何倍も労力と時間とエネルギーを費やしている気がする。一日中子どもたちばかり診ている小児科医は、どれほど大変だろう。韓国にいる小児科医の皆さん、頑張ってください。応援しています!

まあ、それはさておき、先ほど診たあの子の家族は、無理をおして旅行に出掛けてしまったのだろうか。それとも家へ帰ったのだろうか。前者でも後者でも、子どもが回復していることを願うばかりだ。医師である前に子どもを持つ父親としての願いである。

ボディーパッカーを捕まえろ

二〇二二年九月、ソウルのある住宅街で突然死した五十代の男性の体内から、薬物入りの袋が大量に発見されるという事件が報じられ、世間に衝撃が走った。解剖の結果、男性の死因は急性MDMA中毒。男性の腹の中では数十袋もの薬物入りパックが破れた状態で見つかったという。この事件は、韓国における公式な「ボディーパッカー死亡事件第一号」となった。

かつて、仁川空港が開港してすぐの二〇〇三年にも、空港で類似の事件が発生したことがある。アメリカ発の飛行機に乗っていたある乗客が突然痙攣を起こして、心停止の状態で医療センターへ運ばれてきたのだ。乗客は移送中、すでに死亡診断が下されていた。医学的にはこうした状態を、D. O. A.（dead on arrival。到着時死亡）と呼ぶ。実はこの乗客、薬物の密輸容疑で搭乗時点から当局にマークされており、韓国到着と同時に逮捕され、調査を受ける予定になっていたそうだ。ところが密輸目的で飲み込んだ薬物入りの袋が体内で破れて、大量の薬物が急激に体内に吸収されたため、痙攣を起こしたあげくショック死してしまった。死亡経緯が異質だったことから、国立科学捜査研究院の検死によって明らかにされた事実だ。当時、まだ韓国ではそういう事例がなかったので、その衝撃はかなり大きく、世間でもしばらく話題になった。

ボディーパッカーとは、麻薬や貴金属など、密輸品を体内に入れて運ぶ人を指す言葉だ。彼らは飲み込んだり、肛門に押し込んだりして、臓器内に物品を隠して運ぶので、捜査するのも容易ではない。女性では、密輸品を膣《ちつ》に入れていて摘発されたケースもある。

「レオン」で知られるフランスの監督リュック・ベッソンが撮った「LUCY／ルーシー」という映画がある。スカーレット・ヨハンソンとチェ・ミンシクが共演した二〇一四年の映画だ。自他共に認める韓国のトップ俳優チェ・ミンシクが、残忍なアジアの薬物犯罪組織の親分を熱演し、韓国でも大きな注目を集めた。興味深いストーリーなので、ぼくも何度も繰り返し観ている。平凡な人生を送っていたルーシーという女性は、薬物犯罪組織に拉致されて、手術により強制的に新種の合成麻薬を体内に埋め込まれる。突如として、ボディーパッカーになったわけだ。ところが、ある事件に巻き込まれる中で外部から加えられた衝撃により、麻薬を包んでいた袋が破れ、成分が急激に体内に吸収されてしまう。すると、ルーシーの人体機能には驚くべき変化が起きた――。劇中ではその後、体内に吸収された多量の薬物により、ルーシーの脳が未知の領域である百パーセントまで活性化するという興味深い展開が待っているのだが、現実の世界ではそうはいかない。急性中毒で無残にも命を落とすだけだ。

しかもそれだけにとどまらず、ボディーパッカーはぼくのような空港医師の心臓をも脅かす。ある日、屈強な税関職員たちが一人の男を囲んで医療センターのドアを開けてきた。何やら殺伐とした空気が流れている。両腕にびっしりと入れ墨の入った男の手には、しっかりと手錠がはめられていた。事前の情報から運び屋としてマークされていた男は、手荷物検査で薬物が見つかったことからすでに逮捕されていたのだが、体内にもまだ薬物を隠し持っている可能性が高いとして、医療センターで検査を受けることになった。

こうした場合、被疑者が強く抵抗すると検査自体が難しくなるので、わざと何も知らないふりをして、穏やかに診察を進めるのが鉄則だ（もちろん、診察するぼくの心臓は早鐘を打つようにとんでもなく激しくなっているのだけれど……）。まずは口の中をのぞいてみる。細い糸で薬物入りの袋を縛り、その先を歯に引っ掛けて飲み込むという手法があるからだ。被疑者に指をかまれないようにと祈りながら、歯と歯の間をじっくりと確認する。次は肛門だ。前立腺肥大や痔をわずらう患者に対し、一般的に行う医療行為〝直腸指診〟を、このような用途で使うことになろうとは。手袋をはめた手にたっぷりと潤滑剤を塗って、被疑者の肛門に指を押し込む。この検査で確認できるのは、指の長さの分だけだ。その後は腹部のレントゲン検査に移っていく。密輸品を肛門から入れて腸に隠している場合、手袋をはめて潤滑剤を塗った指先の感覚だけでは正確に判断できないのだ。宿便も似たような感触なのである。なお、レントゲン検査には慎重を期さなければならない。撮影した画面をつぶさに調べ、拡大したり、白黒反転させたりしながら何度も見返していく。自分の判読に自信が持てない時は、遠隔で臨時の診断を依頼することもある。たとえ遠隔だとしても、ベテラン放射線科医の鋭い目をごまかすことはできない。レントゲンはカラーでもなければ、立体映像でもない。白黒の間接的な影だけを頼りに、宿便と薬物入りの袋を見分けなければならないのだ。

全身入れ墨だらけの被疑者は、初めこそへらへら笑いながら大人しく診察に応じていたが、いざレントゲン室に入ることになると、悪態をつきまくり暴れ始めた。「テメー、殺すぞ。お前の顔、覚えたからな。夜道には気を付けろよ！」

そういう言葉を聞かされれば、誰だって怖じ気づくだろう。だが、悪態と怒号が響く中でも検査は続けなければならない。ある程度の腕力も必要となる作業だ。苦労の末にどうにか撮影した腹腔内には、異物の影が映っていた。それがきれいに梱包された薬物入りの袋であるという疑いが確信に変わっていく瞬間というのは、ぼくにとってもありがたくないものだ。人を焼き殺さんばかりの恐ろしい視線がぼくに向けられる。

ぼくの仕事は、体内に隠された薬物の存在を見つけ出すところまでだ。次は腸から薬物を取り出す作業。ボディーパッカーはそこで護送車に乗せられ、空港を後にする。開腹手術が可能な市内の総合病院に搬送されるのだ。大抵の場合、薬物はコンドームやビニールで幾重にも包まれた状態で腸内に詰め込まれているため、取り出すのは至難の業だという。仮にも、その薬物入りの袋が、取り除く前に破れようものなら、ボディーパッカーはすぐさま急性中毒で即死しかねない。病院ではまず下剤を飲ませて便と一緒に出させるか浣腸を試みて、それでもダメなら肛門に内視鏡を入れ、ピンセットで取り出す。最悪の場合には、全身麻酔で開腹手術をするそうだ。これは熟練の外科医たちの仕事である。

仁川空港は、麻薬の流入を決して許さないという韓国の威信をかけて、捜査当局がたゆまぬ努力を続ける捜査の最前線だ。国家情報院（大統領直属の情報機関）、空港税関、警察など、さまざまな国家機関が綿密に情報を交換しつつ総動員で捜査を行う、まさに静かな戦場である。

ぼく個人として、ボディーパッカー逮捕の一助になれたことは誇らしくもある半面、恐ろしくもあることだ。視界から消えるまで護送車の中からこちらを鋭くにらみつけていた被疑者の顔は、なかなか頭から離れるものではない。いつか彼に報復されるのではないかという恐怖心がないといえば嘘だろう。しかし、それよりも韓国への麻薬流入が爆発的に増加して、それにまつわる犯罪も増えているという事実のほうが不安だ。それも学生や普通の会社員、主婦たちまでもがターゲットになっているなんて信じられないことである。ぼくらの体に入るべきは食べ物であって、麻薬などでは決してないのだ。

出生地が仁川空港？

ある町に評判のいい産婦人科医院があれば、その町の子どもたちの出生地は大抵の場合、その医院になる。冗談で、そこで生まれた子どもたちは〝○○産婦人科同窓会〟を結成し仲間意識を高めるとか、同じ産後ケアセンターに入院していた母親たちは、退院後も数年にわたって交流を続けるなんて話もあるほどだ。

かつては臨月の妊婦が畑仕事中にお産をしたという話もあるし、戦時中は疎開先へ向かう列車の中で子どもが生まれたという話も聞く。だが、空港の免税エリアで出産したという話はどうだろう？　実際、出生地が仁川空港ターミナルという子どもはたまにいる。彼らがいつか大きくなって、〝空港出生者の集い〟なんてものをつくったらどうなるだろうか。

空港ターミナルや運航中の飛行機の中は、出産場所としてとても安全とはいえない。そのため航空運送規約は、そうした場所での出産を防ぐべく、妊娠週数によって妊婦の搭乗可否を規定している。それによると通常、妊娠三十二週未満なら飛行機に乗っても問題ない。一方で三十二週以上三十六週未満だと、さまざまな角度から考慮すべき点が出てくる。初産婦か経産婦か、単胎児か多胎児か、合併症のある妊娠（妊娠高血圧症候群や妊娠糖尿病など）か否かなど、主治医が総合的に判断して妊婦の搭乗可否を決めるのだ。なお、妊娠三十六週（いわゆる臨月）以上の搭乗は不可能である。いつどこで出産してもおかしくない（妊娠三十六週以上は約九十二パーセントの妊婦が何の前触れもなく出産する可能性をはらんでいるという統計報告もある）からだ。

それらの規定に基づいて妊娠週数を確認し、搭乗可否を判断するのも空港医療センターの業務の一つだ。まず航空会社では、搭乗前に主治医が発行した搭乗可否に関する診断書または所見書をチェックして、書類に問題があれば妊婦を医療センターへ案内し、最終確認をさせる。

ぼくは産婦人科の専門医ではないので、超音波を使って正確に胎児の状態を判断することはできない。それでも妊婦が持つ母子手帳等を見て出産予定日を確認し、胎児と妊婦の健康情報を総合的に判断したうえで、安全性を推測することはできる。なお、ぼくは万が一の誤診に備えて、妊婦が定期的に通っている産婦人科に問い合わせ、必ず確認も取るようにしている。まれに妊娠週数をごまかそうとする妊婦がいるからだ。特に、出産を間近に控えてアメリカ領のグアムやハワイへ行こうとする妊婦には、格別な注意を払わなければならない。出産予定日目前で無理に出国するなんて、常識的には考えられないからだ。今はほとんどなくなったけれど、かつての韓国では生まれる子どもの国籍取得を目的とした海外遠征出産が社会問題になっていた。

二〇〇九年十月、空港ターミナル三階のトランジットエリアで、インドネシア人女性が産気づいているという緊急連絡を受け、簡易分娩装備を手に、その遠い道のりを一息で駆けつけたことがある。現場に着くと、空港救急隊の迅速な処置のおかげで胎児は無事に妊婦の体外に出て呼吸をしていた。だが、まだ胎盤は出ておらず、赤ちゃんと母親の体はへその緒でつながった状態だ。落ち着かなければ。ここで判断を誤れば、大切な二つの命を危険にさらすことになる。ぼくは、ひとまず滅菌シーツで母親と赤ちゃんをくるむと、へその緒を切ってから結紮《けっさつ》した。次は胎盤なのだが、胎盤はむやみに娩出できない。大量出血につながるおそれがあるからだ。一連の処置を終えたぼくは、低体温症対策として赤ちゃんを何重にも布でくるむと、即座に医療センターへ移動した。

幸い母子共に健康。呼吸が正常に行われているかどうかの指標、酸素飽和度も九十五パーセント程度と正常値を示しており、赤ちゃんも元気に泣いていた。その後、永宗島内で唯一、出産と入院ができる産婦人科に電話したぼくは、事情を伝えて緊急入院

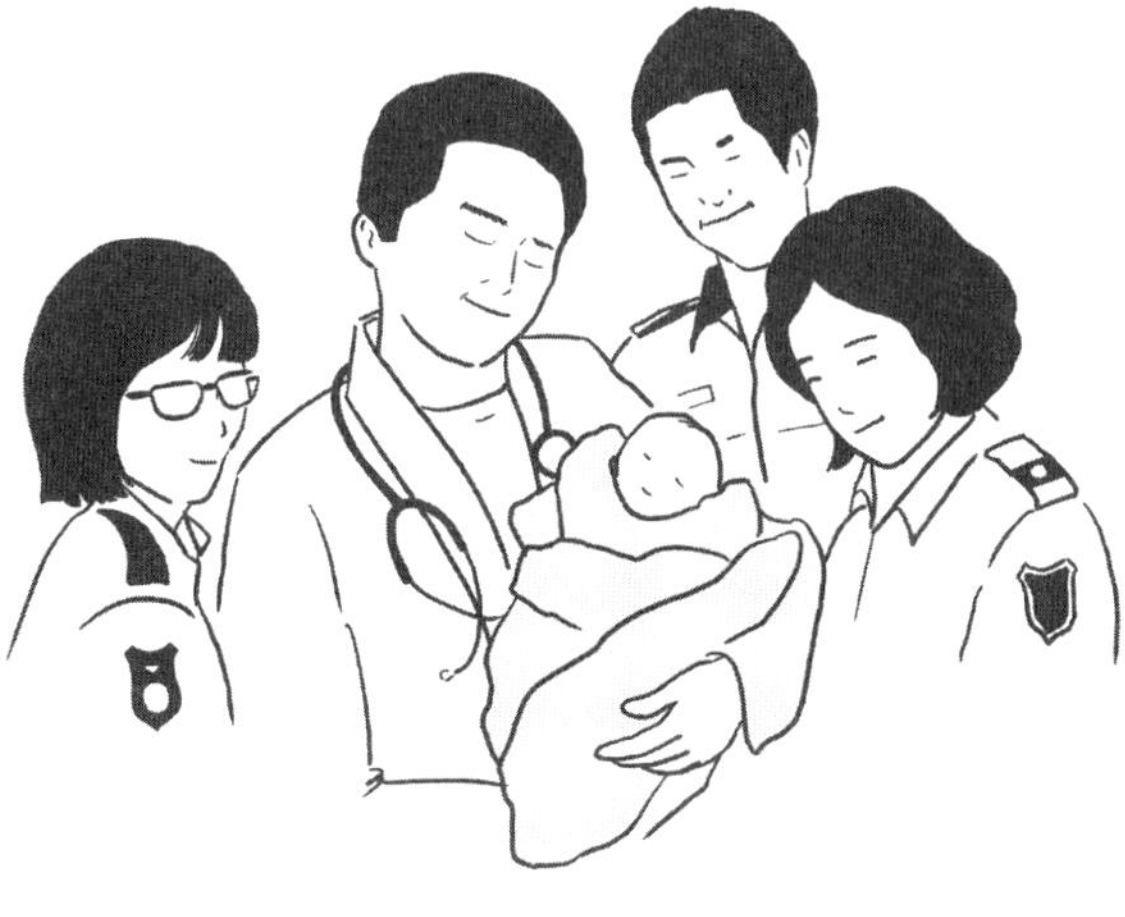

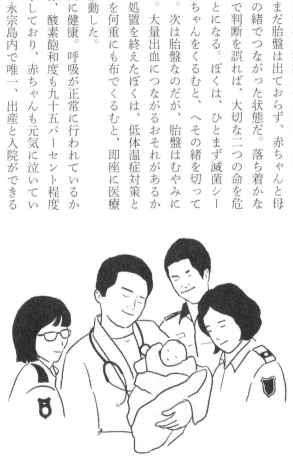

を要請した。ベッドに横たわった母親を急いで空港の救急車に乗せ、おくるみにくるまれた赤ちゃんを抱いて空港高速道路を走る。救急搬送と入院手続きまで完了すると、緊張で早鐘を打っていたぼくの胸は安堵感と達成感で満たされた。同乗していた空港救急隊員たちともハイタッチをする。けれどセンターに戻る途中で、不意に一つの疑問が頭に浮かんだ。あの母親は妊娠三十八週の身で、なぜ仁川空港へ向かう飛行機に乗れたのだろう？　インドネシアは韓国よりも航空会社の妊婦搭乗規定が緩いのだろうか。それともグランドスタッフの確認不足だろうか。もしや妊婦本人が妊娠週数を偽ったのでは？　たまに国際線の機内でお産をしたというニュースを聞くと、ぞっとしつつも当時の疑問が頭をよぎる。

妊娠末期の妊婦は、家の近所を歩くのにも注意が必要だ。準備不足のまま迎える突然の出産は、母体にとっても胎児にとっても危険が大きい（仁川空港での出産となれば、ぼくの心臓だって無事ではない）。いずれにせよ、体重二千八百グラムで生まれたその男の子の出生地は「仁川空港トランジットエリアの搭乗ゲート前」になった。どうか、その子が元気にすくすく育っているようにと願う。

妊婦の航空機搭乗規定（仁川空港基準）

妊娠三十二週未満の妊婦は、特別な制限なく飛行機に乗ることができます。ただし、妊娠高血

原書房

〒160-0022 東京都新宿区新宿 1-25-13
TEL 03-3354-0685 FAX 03-3354-0736
振替 00150-6-151594
表示価格は税別です。

2025年3月 **新刊・近刊・重版案内**

www.harashobo.co.jp

当社最新情報はホームページからもご覧いただけます。
新刊案内をはじめ書評紹介、近刊情報など盛りだくさん。
ご購入もできます。ぜひ、お立ち寄り下さい。

飛行機に乗るんですか？ ならば、ぼくには会いませんように

こちら、空港医療センター

救急ドクター奮闘記

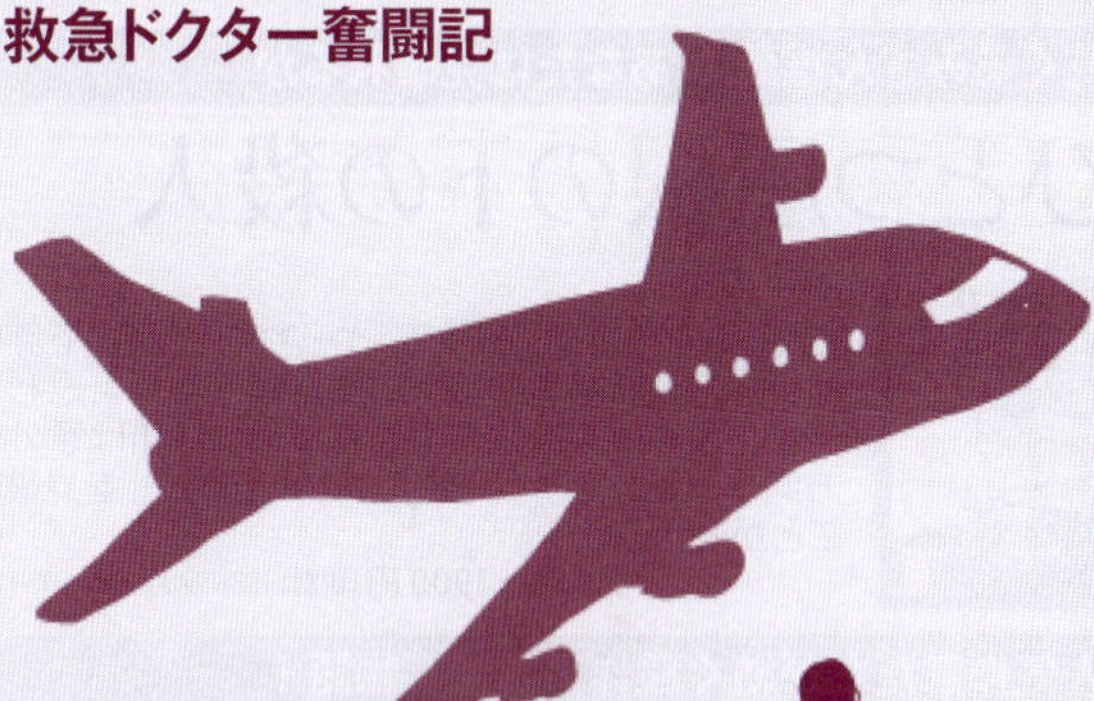

シン・ホチョル／
渡辺麻土香訳

仁川国際空港の医療センターでは予想外のことしか起こらない。旅先でケガをした人の緊急一次対応、欠航で手持ちの薬が切れた慢性疾患持ちの人、意志の疎通が難しい外国人。センター長を務める著者による驚きと苦労のエッセイ。

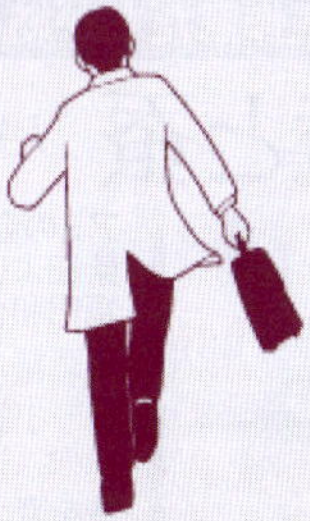

四六判・1800円（税別）ISBN978-4-562-07505-8

御手洗潔シリーズ書き下ろし長編！

伊根の龍神

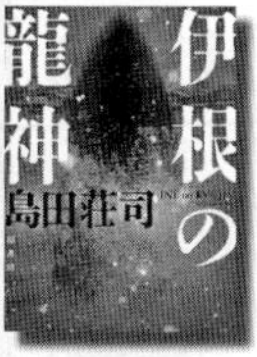

島田荘司

御手洗潔シリーズ書き下ろし長編。伊根湾に「龍神」が出たという噂を受けて、石岡は伊根に赴こうとするが、御手洗はなぜか驚いて行かせまいとする。「大怪我するよ」と。その後の大事件と御手洗が伝えた「昏い真実」に震撼する。

四六判・2000円（税別）ISBN978-4-562-07506-5

島田荘司選　第17回ばらのまち福山ミステリー文学新人賞受賞作

片腕の刑事

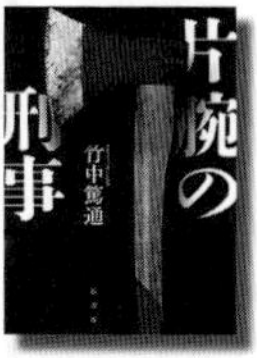

竹中篤通

雪の降りそうな十二月。通報を受けて現場に向かった刑事の紀平と倉城は何者かに襲われた。紀平が意識を取り戻すとそこには、腕を切断された瀕死の倉城が。通り魔、怨恨など様々な線を辿りながら、紀平は過去への旅を始める。

四六判・1900円（税別）ISBN978-4-562-07517-1

乾くるみさん推薦！ あなたは見破れるか

ひとつ屋根の下の殺人

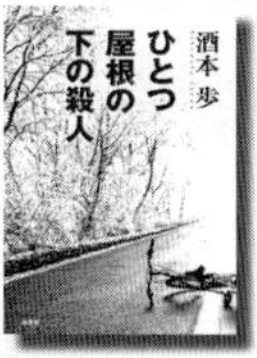

酒本 歩

乾くるみさん推薦「初読で『やられた！』再読で評価MAXに」。高齢者を狙った強盗殺人事件と思われたが、事実が明らかになるにつれ、物語は意外な方向へ反転してゆく。読者への「仕掛け」を見破ることができるか。

四六判・1900円（税別）ISBN978-4-562-07512-6

人気作家たちが紡ぐ競作「長編」物語！

竜と蚕 大神坐クロニクル

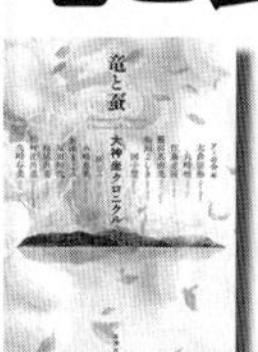

アミの会編／大倉崇裕、大崎梢、佐藤青南、篠田真由美、柴田よしき、図子慧、柄刀一、永嶋恵美、新津きよみ、福田和代、松尾由美、松村比呂美、矢崎存美

不思議な伝説を持つ架空の町「大神坐」を舞台に、リレー小説形式で人気作家たちが書き下ろしたオリジナル連作。過去から現代へいたる様々な事件とともに町は表情を変えながら、やがて驚きの真実があぶり出される。

四六判・2400円（税別）ISBN978-4-562-07511-9

圧症候群や妊娠糖尿病などがある場合は、主治医の診断書および健康状態誓約書を用意しましょう。妊娠三十二週以上三十六週未満であれば、搭乗可否に関する主治医の診断書または所見書が必要です。妊娠三十六週以上の妊婦は搭乗できません。

多胎妊娠の場合、国際航空運送協会の医療マニュアル（IATA Medical Manual）に基づき、単胎妊娠とは異なる搭乗基準が適用されます。多胎妊娠で三十三週を超えている場合は搭乗できません。

航空会社によっては、妊娠三か月以内の搭乗を避けるよう勧告していることがあります。また、サイパン等、特定の地域への飛行の場合、妊娠六か月以上の妊婦は医師の診断書を求められることもあります。重度の貧血や、搭乗前に膣出血、呼吸器または循環器などの問題が見られた場合は、妊娠期間にかかわらず飛行機に乗ることはできません。

四時間以上のフライトに臨む妊婦さんへ

一　着用する服と靴は、ゆとりのある楽なものにしましょう。

二　できるだけ通路側の席に座りましょう。加えて、最低でも三十分ごとに立ち上がり、軽いストレッチや、通路の行き来をしてください（ただし、気流が安定している時に限ります）。

三　コーヒーや炭酸飲料など、消化器に負担のかかる刺激物の摂取は避け、少しずつこまめに水

四　長時間のフライトでむくみが気になる場合は、弾性ストッキングの着用をお勧めします。を飲むよう心掛けましょう。

妊婦が旅行する際の注意事項

一　時差が大きい場所へ行ったり、移動の多いスケジュールを組んだりするのはやめましょう。一か所を拠点とし、近所を回るなどしてゆっくり過ごすようにしてください。
二　旅先での緊急事態に備え、利用可能な医療機関を事前にチェックしておきましょう。
三　軽い温泉浴なら問題ありませんが、高温のサウナは避けましょう。
四　食事は衛生管理の行き届いたお店でしてください。露店での飲食は控えましょう。
五　感染症対策として、こまめに手を洗いましょう。人ごみの中ではマスクを着用するようにしてください。
六　搭乗予定の航空会社のホームページやサービスセンターにアクセスし、妊婦搭乗に関する当該航空会社の遵守事項をしっかり確認しておきましょう。あらかじめ準備しておけば、出発当日に慌てなくて済みますし、より安全で快適な旅ができるでしょう。

アメリカ発仁川経由ベトナム行き機内での切ない死

空港の緊急対策室から、まもなく着陸する飛行機の到着予定ゲート前に急行するよう指示が入った。この手の要請に対しては緊張感と心の準備が求められる。通常、こうした連絡が入るのは、機内の乗客が突然死したり、機内で発生した急患が医療センターまで移送する時間も惜しいほど危険な状態にあったりと、大変好ましくない状況にある時だからだ。

乗客が飛行中の機内で死亡し、その死因が明確ではない場合、当該機の到着予定ゲート前には空港警察隊の刑事や救急隊、空港検疫所の職員に加え、医師であるぼくも待機することになる。飛行機到着後に客室に乗り込んで、死亡した乗客に対する一次的な検案（司法解剖ではない）を行うためだ。そうして外因死の疑いがないことを確認したら、今度は乗客全員を降機させ、遺体を空港内の医療センターへ移し、改めて詳しい検案を行う。近くに家族など同行者がいる場合は、死亡当時の状況や持病といった故人の情報を集めたうえで死体検案書を作成し、霊安室に遺体を収めるのが通例だ。なお、二十年近くに及ぶぼくの勤務歴において、搭乗中に外因死した乗客が司法解剖や警察の捜査対象になったケースは一度もない。

機内における乗客の突然死は、なかなかのレアケースだ。にもかかわらず、アメリカ発仁川経由ベトナム行きの飛行機では同様の事案が複数回発生していた。滅多にないはずの出来事が、似たような状況下で何度も起きているとなれば、注目せずにいられない。なぜ、アメリカ発仁川経由ベトナム行きの機内では、高齢のベトナム人乗客の死亡事例が散見されるのだろう？ 不思議に思ったぼくは、慎重に言葉を選びつつ遺族に事情を尋ねてみた。年齢もさることながら、癌闘病などで体も弱りきっていたというのに、どうして彼らは長距離移動を強行したのか。遺族の言葉から事情を知ったぼくは、言葉を失ってしまった。まさか彼らの死の陰に、つらい現代史の一ページが刻まれていたとは。

一九七五年四月、サイゴン陥落直前のベトナム戦争下で南ベトナムの国民は国外脱出を始めた。そして同年五月、四十七名の難民が初めてマレーシアに漂着して以降、彼らは〝ボートピープル〟と呼ばれるようになった。ボートピープルの数は、一九八〇年代まで増え続け、四百万人ほどがベトナムを離れたという。彼らの多くは嵐に見舞われたり、食料や飲み水が尽きたりと、さまざまな理由で死亡または行方不明になった。そんな中、アメリカやオーストラリアなどにたどり着き、新たな生活を始められた人たちは運がよかったといえるだろう。それから数十年、すっかり白髪の老人となったかつてのボートピープルたちは、最後の望みとして恋しい祖国の地を踏むことを願った。ベトナムを目指す飛行機の中で絶命するケースが散見されたのは、彼らが老いた体で無理をおして、飛行機に乗っていたからだ。経由地である仁川空港での検案を終え、自然死であることが判明した遺体は、空港近くの病院の霊安室を経て棺に納められると、再び空へ飛び立っていく。夢にまで見た祖国ではなく、居住地であったアメリカに向かう飛行機の、それも貨物室に乗せられて——。

随分前に他界したぼくの祖母も、朝鮮戦争のため故郷の黄海道《ファンヘ》平山《ピョンサン》（現在の北朝鮮南西部に位置する）を離れ、南へ下ってきたそうだ。幼い六人の子の手を引き、おくるみにくるまれた一歳にも満たない末の子をおぶって、わずかな荷物と共にたどり着いた、黄海道から一番近い仁川の地で必死に生き抜いてきた祖母。八十歳を超え、胃癌という診断を受け、つらい手術を乗り越えた彼女も、闘病中、遠い昔に離れた故郷の小さな裏山と、家の前を流れていた小川を懐かしんでいたけれど、夢にまで見た故郷の地を踏むことはついにできなかった。それでも立派に育った子や孫たちに見送られ、長年過ごした場所で平穏な最期を迎えられたことは本当に幸運だったと思う。はるか異国の上空で生涯を終えなければならなかったボートピープルたちと比べれば——。名前も知らぬベトナムの老人が迎えた切ない死を悼み、冥福を祈る。

人は誰だって穏やかな最期を望むものだ。しかし現実においては、そんな至極平凡で、ささやかな願いをかなえることも簡単ではないらしい。どうか、ぼくの最期は自室のベッドで愛する家族に囲まれながら迎えられるようにと願うばかりだ。

車酔いの記憶、救急車ブルース

ぼくは一九七〇年代後半から一九八〇年代初頭にかけて小学校に通っていた。当時、小さな小学生の胸を浮き立たせた春の遠足の行き先は大抵、学校から目と鼻の先にある裏山だ。韓国の校歌でおなじみのフレーズ〝精気を授ける〇〇山〟への遠足は、当時の定番だった。級友たちの手を取って、歌をうたいながら歩いた遠足の思い出は、ぼくと同世代の韓国国民なら誰の胸にも残っているだろう。運がよければ龍仁《ヨンイン》にある自然農園（現在のエバーランド）や、ソウルにある古宮までバスで行けることもあった。そうした長距離遠足や社会科見学の前日は、期待とともに不安に包まれたものだ。そう、車酔いのせいである。幼少期のぼくは車酔いがひどかった。

シム・ウンギョン主演の映画「今日よりもっと!!　歩く女王」の主人公のように、どんな交通手段も利用できず、通学に往復四時間かけなければならないほど深刻ではなかったが、その心情はぼくにも理解できた。その年頃の子どもにはよくあることとはいえ、走行中の車内で嘔吐する苦痛は、せっかくの遠足を台無しにするのに十分だ。けれど、そうかといって遠足に行かないというわけにもいかない。今でこそ多種多様な酔い止め薬が市販され、耳の裏に貼ったり、飲んだ

郵便はがき

料金受取人払郵便

新宿局承認

5503

差出有効期間
2026年9月
30日まで

切手をはらずにお出し下さい

160-8791

343

東京都新宿区
新宿一—二五—一三
（受取人）

株式会社 原書房
読者係 行

1 6 0 8 7 9 1 3 4 3　　7

図書注文書（当社刊行物のご注文にご利用下さい）

書名	本体価格	申込数
		部
		部
		部

お名前　　　　注文日　　年　　月　　日

ご連絡先電話番号（必ずご記入ください）
□自宅　（　　　）
□勤務先　（　　　）

ご指定書店（地区　　　）（お買つけの書店名をご記入下さい）

書店名　　書店（　　店）

帳合

7505

こちら、空港医療センター

愛読者カード　シン・ホチョル 著

＊より良い出版の参考のために、以下のアンケートにご協力をお願いします。＊但し、今後あなたの個人情報(住所・氏名・電話・メールなど)を使って、原書房のご案内などを送って欲しくないという方は、右の□に×印を付けてください。 □

フリガナ
お名前　男・女（　歳）

ご住所　〒　-

市　町
郡　村
TEL　(　)
e-mail　@

ご職業　1 会社員　2 自営業　3 公務員　4 教育関係
5 学生　6 主婦　7 その他（　）

お買い求めのポイント
1 テーマに興味があった　2 内容がおもしろそうだった
3 タイトル　4 表紙デザイン　5 著者　6 帯の文句
7 広告を見て（新聞名・雑誌名　）
8 書評を読んで（新聞名・雑誌名　）
9 その他（　）

お好きな本のジャンル
1 ミステリー・エンターテインメント
2 その他の小説・エッセイ　3 ノンフィクション
4 人文・歴史　その他（5 天声人語　6 軍事　7　）

ご購読新聞雑誌

本書への感想、また読んでみたい作家、テーマなどございましたらお聞かせください。

りすれば車酔いを予防できるようになったというが、当時はそんな薬、出回っていなかったから、自力でどうにかするしかなかった。腹の中身をすっかり出しきり、疲れて眠りこけているうちに、いつしか目的地に着いているというように——。

車で遠出をする時は、母がいつもリュックの中に黒いビニール袋を何枚か入れてくれた。車内で吐きそうになったら、すかさずそれを握りしめ、中に顔を突っ込んで、胃を空っぽにしてしまう。せめてもの救いは、当時はバスに酔う子が少なくなかったから、たった一人で恥ずかしい思いをせずに済んだということだ。

中学時代、学校が家から遠かったぼくは、毎朝早い時間に家を出て、「発車、オーライ！」と叫ぶ女性車掌に背中をぎゅうぎゅう押されながら、満員のバスに体をねじ込み、四十分余りの苦痛に耐えなければならなかった。出勤する大人たちにもまれて体が押し潰されるのもつらいのだが、一九八〇年代の初頭から中盤頃の市内バスは、古いディーゼルエンジンから立ちこめるオイルの臭いに加えて、ガタガタという騒音と振動がひどいものだから、どうにも吐き気を誘発された。ぼくはギリギリまで我慢して、これ以上は無理となった時点で途中下車し、次のバスが来るまで何度もえずきながら深呼吸していた。

成人してからは、ほとんど車酔いをすることなく済んでいた。満員のバスに押し込まれる必要もないし、交通環境もよくなったから、臭いバスに乗ることもほとんどない。もちろん今も通勤のために朝晩満員電車に苦しむ人たちは多いが、幸いにもマイカー通勤しているぼくには、もはや遠い話だ。

それでも、車酔いの記憶がリアルな苦痛としてよみがえる時もある。頻繁に乗っている救急車の中で、だ。軽トラックを改造して作られた救急車の騒音と振動は、箱型の後部座席にそっくりそのまま伝わってくる。特に一刻を争う救急搬送時、救急車は右に左に細かくハンドルを切って一般車両の間を縫うように走ることが多いため、後部座席にいる患者や医療スタッフも、急加速や急減速、急ハンドルの衝撃をダイレクトに受け取ることになるのだ。

正直なところ、中年医師が救急車に乗ることはあまりない。大抵の中年医師は病院で待機し、救急車で運ばれてきた患者を治療するだけだ。救急搬送時の救急車同乗は、基本的に新米医師の仕事である。ぼくも空港医療センターに赴任するまでは、レジデント一年目くらいの頃に、自宅で最期を迎えたいと望むICUやホスピス病棟の患者を自宅へ送る救急車に同乗したことがあるくらいだった。悲しむ患者家族の前でバッグバルブマスク（患者の呼吸を助けるため、気道挿管装置に空気を吹き込む医療器具）をセットする新米医師の肉体的・精神的苦痛は、時が経ち古参になれば、もはや遠い昔の経験談でしかない。けれども、兵役を終えた男たちが自身の所属部隊の過酷さを張り合うのと同じで、医師たちはいい歳になっても新人時代の武勇談を酒の肴《さかな》にする傾向が強い。

反して、ぼくは白髪交じりの中年医師になった今も、ともすると救急車に乗っている。いや乗らざるを得なくなっている。仁川空港を患者の臨終場所にしないためだ。仁川国際空港医療センターの存在意義がそうである以上、救急車への同乗は選択ではなく必須だ。空港医療センターには、ちょっとした応急処置で済む軽症患者から、心肺停止で一分一秒を争う超救急患者まで、いつ何時でも急患が担ぎ込まれてくる。医療スタッフの渾身《こんしん》の努力によって、一時止まっていた心臓がかすかに動き、わずかなりとも呼吸が戻ったとなれば、次は患者と共に救急車で空港を出る時間だ。蘇生のゴールデンタイムは残り少ないので、辛うじてつなぎとめた命をより確かなものにするためには、医療スタッフが多く、重症患者の専門的なケアができる陸地の大学病院の救急センターへの搬送が必要なのである。

仁川空港は永宗島の中にあるから、長い橋を越え、さらに走り続けなければ総合病院にたどり着けない。救急車に患者を乗せて空港高速道路をひた走る。海を突っ切る仁川大橋を渡って陸地に着いた瞬間、出くわすのは道路を埋め尽くす貨物トラックの行列だ。仁川大橋を渡り終えたところが、仁川港へ続く道路とつながっているからである。けたたましいサイレン音と、道を空けるよう求めるほとんど絶叫に近い声を聞いたところで、どっしり構えたトラックの動きは鈍い。それもそのはず、相手は普通乗用車ではなく、数十トンの荷物を運ぶトラックの列だから、道を開けようにも容易には動けないのだ。曲芸よろしく車両の間を縫いながら目的地の大学病院救急センターに到着し、無事に患者を引き渡した時には、同乗していた空港救急隊員もぼくも、大体汗だくになっている。

二〇〇九年に仁川大橋が開通するまでは、島と陸をつなぐ橋が永宗大橋しかなく、その永宗大橋から病院までの区間では、高層マンション群を抱える青羅《チョンナ》のニュータウンが開発の真っ最中だったので、救急車の中は患者の容体確認や、ガタガタ揺れる車体がもたらす車酔いの気配との闘いで、筆舌に尽くしがたいほどの苦行の場になっていた。しかも医師は救急車の中で、進行方向とは逆向きに設置された椅子に座り患者を診なければならないので、長時間乗っていると車酔いを起こしやすい。幼少期にバスの中で覚えた気持ち悪さと胃のムカつきが鮮やかによみがえる瞬間だ。

　子どもの頃のぼくに、目的地である遊園地での娯楽という車酔い

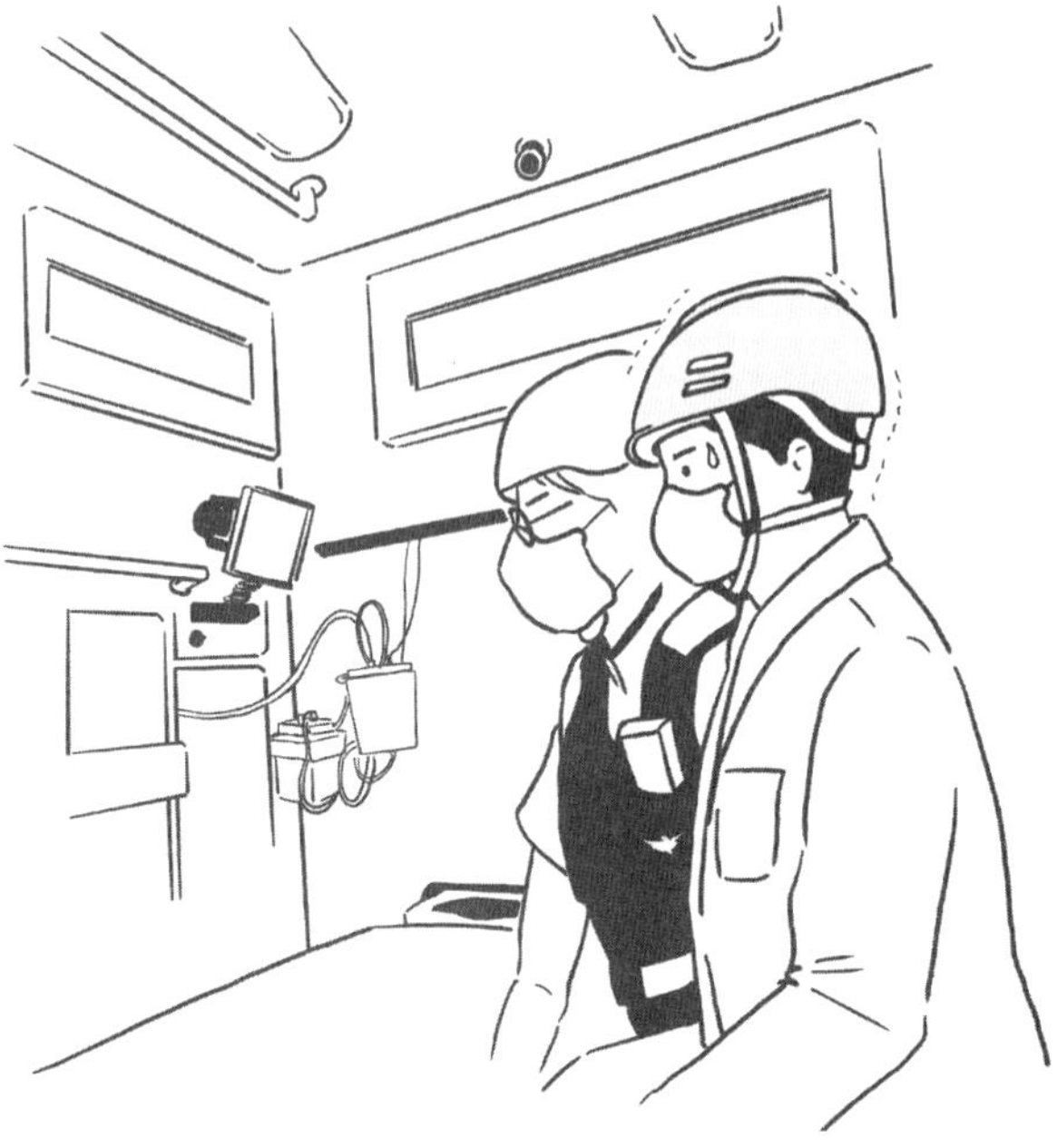

を吹き飛ばすだけの報酬があったとするなら、中年になったぼくには、患者を無事に救急センターへ搬送して空港へ戻る途中——特に仁川大橋を渡る途中で見る西海や、そこに浮かぶ島々の景色という、それなりに確かな報酬がある。それらの景色は、疲れた心身を癒やしてくれるものだ。開かれた救急車の窓から、ちょっぴり塩辛い海の香りをまとった風が吹き込んでくるのも心地がいい。これだけで、もう十分だ。

韓国の大学入試における〝医学部熱〟は今に始まったことではない。一部の塾では小学校低学年のうちから医大入試コースというものを設け、子どもたちに過度な勉強を押し付けているという記事も時折見かける。もちろん韓国の就職環境は厳しいし、医師という職業が持つさまざまなメリットも知らないわけではない。ぼく自身だって医者としての人生に悔いはないし、他の職業に就く自分なんて想像したこともない。けれど、それでも確かなことは、医療にはどこまでも重い責任が付きまとい、時には苦痛と犠牲をも甘受することが求められるということだ。医師という職業が持つうわべのイメージや経済的安定性だけを考えたのでは、生涯適性に合わない仕事に苦しみながら生きることになりかねない。

特に最近は必須医療を目指す若い医師たちが激減している。このままでは出産するにも外国へ行かなければならなくなるのではないだろうか。心臓の手術をする医師も、救急センターを支える医師も少なくなっているし、韓国の医療の未来には影が差し始めていると思う。各分野であらゆる政策や代案が出されているけれど、今のところ効果的もしくは抜本的といえる方策はないようだ。現職医師であるぼくも、もどかしいし心配はしているが、暗い未来を明るい希望に変えるほどの方策は描けていない。

だがそうかといって、前線に立つ医師たちには、目の前の仕事を怠ったり、疎かにしたりするなんてことはできない。ぼく自身も与えられた業務を黙々とこなしていくはずだ。それは、これが自分の選んだ道であり、ぼくが存在する理由であり、この社会においてぼくに与えられた任務だからである。夕日に照らされた仁川大橋を渡り医療センターへ戻る救急車の中で、ぼくは気持ちを新たにする。じわじわと込み上げてくる車酔いの気持ち悪さは……しかたない、ただ耐えるのみだ。

午後三時のジンクスと〝ひそかなＶＩＰ〟

午後三時。空港医療センターには、この時間に関するジンクスがある。この時間になると、決まって急患が駆け込んでくるのだ。それも大抵は血を流して――。

空港医療センターでは、いつ何が起きるか分からないので緊張を緩めることができない。午前の診療時間中などは、それこそ戦場のようだ。それは医療センターに限ったことではなく、空港全体がそんな感じになっている。早朝から無数の飛行機が行き交い、それに合わせて客たちの足も早まるせいだ。差し迫る搭乗時間を気にして一刻も早い診察を望む乗客たちと、今まさに旅を終えて帰国したはいいものの、旅先で発現したさまざまな症状によって、まっすぐ帰路につけない乗客が待合室に入り乱れ、それぞれにいじいじと足を揺らす姿は午前中の医療センターではよくある光景である。乗客たちが無事に診察を終え、処方せんを持って医療センターを出ていくまで、全ての工程はスムーズに進まなければならない。診察が滞れば、焦りから来るいらだちと不満を募らせた患者のクレームを聞かされることになるからだ。医療は自動化された機械が行うものではないし、どの瞬間においても医療スタッフをはじめとした全職員の介入を必要とするものだから、全業務が終了するまで緊張を緩めることはできない。

そうして無我夢中で午前を終えたら、ひとしきり戦い抜いた心身を昼休みにねぎらい、再び午後の診療という新たな戦場に向けて気持ちを引き締め直す。

すると午後三時が近づいてくる。午前の診察から来る疲労感と、近づいてきた退勤時間への期待感が交錯する時間――。その頃になると、ほとんど毎日のように血まみれの指を押さえて患者がやってくる。彼らの九十九パーセントは、空港で働く職員だ。ぼくと同様、いろいろな感情が交錯する時の狭間で、うっかり怪我をしてしまったに違いない。忙しい午前を終え、怒濤のランチタイムを乗り越え、夜の客を迎えるべくせっせと下ごしらえをしていたところで、不意に集中力が切れて自らの指を切ってしまった空港レストランの職員たち。言うまでもなく、彼らは大小のやけどを負って駆け込んでくることも少

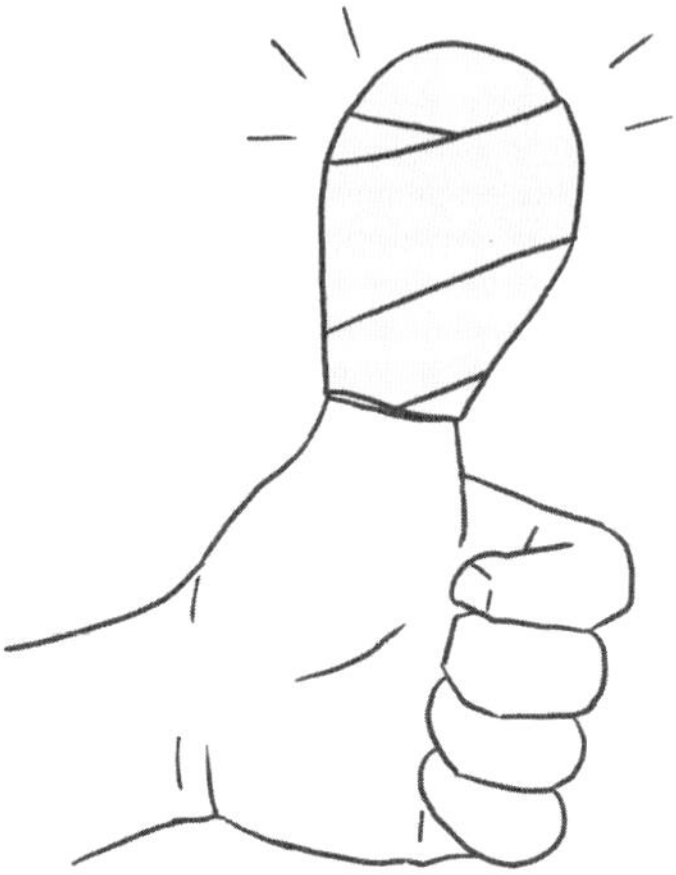

なくない。

飲食業に従事する人の手を見ると心が痛む。もちろん彼らにとっては勲章のようなものだろうけれど、手の甲や指の至るところが、縫合創ややけどの痕だらけになっているからだ。彼らもぼくと同じように目が回るほど忙しい午前の仕事を片づけたあと、午後の仕事に勤《いそ》しんでいたところで一瞬気を抜いてしまったのだと思えば、できるだけ痕が残らないよう丁寧に縫ってやるのがぼくの務めというものだ。油と食材のにおいが染みついた指を治療させてもらえるのは光栄なことである。心を込めて患部を消毒し、一針一針丁寧に縫う。随分前に人気を博したドラマ「シークレット・ガーデン」で流行ったセリフ「職人が一針一針丹精込めて」という表現がばっちりはまる治療だ。

医療センターの医師たちが最も多く手掛けるのと同時に、得意としなければならないものの一つが、こうした外傷の治療である。空港医師たちは冗談半分に、自分たちにはミシン並みの裁縫技術が必要だと語る。相手を労わる気持ちを持っているだけではダメだ。それがあるのは当然で、さらに迅速かつきれいに縫合する技術も備えていなければならない。

レジデント時代には、市場で豚肉と豚皮を買ってきては医局に集まり、先輩レジデントの指導の下、あらゆる形で切れ目を入れながら縫合する訓練を繰り返したものだ。当時の努力が今の縫合技術のベースになっていると思う。縫合の練習を終えたあと、残った肉はその日の夕飯のおかずになるのが常だった。豚は捨てるところが一つもないというが、まさにそのとおり。もちろん牛肉ならばなおいいが、懐の寂しい医局のレジデントには豚肉でも十分ごちそうだった。

全ての治療を終えて仕上げに巻く包帯は、できるだけ目立つよう、少々大げさに巻いてやる。縫合した患部をきっちり保護するという医学的な意味もあるけれど、負傷を口実に今日くらいは少し休めという意味で、だ。そんなぼくの思いに気付いた空港レストランの職員たちは、感謝とともに申し訳なさそうな笑みを浮かべて仕事場へ戻っていく。

自慢するほどのことでもないが、ぼくは空港レストランのＶＩＰだ。その理由は、肩で風を切れるほど高い役職に就いているとか、高額メニューをしょっちゅう頼む常連客ということではもちろんない。ただ、ぼくが一針一針丹精込めて縫合した手の主たちが、今も空港の至るところでおいしい料理を誠心誠意お客さんたちに提供しているというだけだ。まさにそういうたくさんの手が、ぼくの器にひと切れでも多く肉を入れようとしてくれるのである。そういうわけで、ぼくは空港レストランの〝ひそかなＶＩＰ〟なのだ。

〃真っ赤な電話〃とオオカミ少年

「院長先生、もしかして、ちょっと緊張してます？」

ぼくの向かいに座っていた空港救急隊の隊員が笑いながら声をかけてきた。

「ははっ、顔に出ちゃってました？　平気なふりをしてたつもりなんだけどなあ」

豪快に笑い飛ばしたけれど、手袋をしているぼくの手は汗だくだ。日差しが痛いほど暑い二〇〇五年夏の滑走路。新米空港医師だったぼくは、救急車の中で空港救急隊員たちと非常待機中だった。救急車にはエアコンがついているが、ヘルメットをかぶった頭と手袋をはめた手は、緊張のために噴き出した汗でびっしょりだ。滑走路のアスファルトは、照りつける太陽の光で熱を帯び、まるで時間が止まったかのように辺りはシーンと静まり返っている。トンボたちだけが状況を理解していないのか、暇そうにふらふら飛び回っていた。ぼくが乗っている救急車の前後には、万が一の非常事態に備え、指揮車と消防車がエンジンをつけたまま待機していた。

ほんの十分ほど前のことだ。静かな医療センターの穏やかなＢＧＭを切り裂いて、非常通話の着信音が鋭く響いた。別名〝レッドホン〟あるいは〝クラッシュホン〟と呼ばれる緊急電話。

レッドコールとはまた違う、もう一つの〝真っ赤な電話〟である。見た目は落ち着いた白色の旧式電話なのに、そう呼ばれてしまうのは、その電話が伝える内容のせいだろう。

「仁川空港に着陸予定の七八七便の機長です。着陸点検中、ランディングギアに異常なシグナルが感知されたので、念のため緊急態勢を敷いてください」

運航中の飛行機の機長から、空港管制室にこんな緊急無線が入った。管制室はすぐさまレッドホンを手に取り、空港内にある全ての緊急対策組織に伝達する。外来の診察はそこで即刻中断だ。ぼくは診察室の片隅に大切に保管されていた〝医療調整官〟と大きく書かれた白いヘルメットをかぶると、顎紐を結んで救急車の乗車口へ急いだ。最も重要なのは迅速な出動だ。まるで戦場へ向かう兵士のような気持ちで救急車に乗り込む。これが、ぼくが診察室ではなく、滑走路上の救急車内でヘルメットをかぶり待機している理由だった。

空港医療センターに赴任してまだ間もない頃、初めて滑走路に緊急出動し、不安と緊張の中で過ごした数十分を、ぼくは今もはっきりと思い出す。着陸時、万が一コントロールを失って、飛行機がぼくたちの待機場所に突っ込んできたらどうしよう……。そんなことを考えていると、なんだか妙に救急車の横にある排水路が目に付いた。よし。いざという時は、あそこに潜れば炎をよけられそうだ――。そんな浅はかな考えを、同じく緊張状態にある救急隊員たちに見透かされやしまいかと、無理やり余裕の表情を浮かべてみる。家でぼくの無事の帰宅を待つ妻と、医療センターに発令を受けた年に生まれた長女の姿が目に浮かんで頭から離れなかった。メディアを通して、外国のニュースでしか聞いたことのなかった航空機の緊急着陸や、その際に起きる恐ろしい災害に自分も巻き込まれるかもしれないという不安が襲ってくる。幸いその日、その飛行機は単純なシグナル異常を検知しただけで、出動したぼくたちは、救急車の窓から吹き込む滑走路の風を浴びながら、気分よくそれぞれの本拠地へ戻ることができた。

この二十余年間、不安を抱き頭の中で思い描いてきた惨事は、どれも実際には起きなかった。数々のアクシデントはあったけれど、仁川空港は多くの人たちの努力で安全が保たれていて、毎日昼夜を問わずたくさんの飛行機が行き交っている。この先の二十年も今と変わらぬようにと願うばかりだ。もちろん、これからも緊急出動はあるだろうし、救急車で待機しなければならないような事態も変わらず起きるだろう。

時が流れ、緊急出動するぼくの気持ちにもだいぶ余裕が出てきたと思う。今はレッドホンが鳴っても、昔のようには動揺しない。けれど、そうかといって、それを〝オオカミ少年扱い〟するようになったわけではない。海千山千のベテランらしい余裕が出てきたといえばいいだろうか。救急車で待機している時も、今は共に空港で働いてきた救急隊員たちと他愛もない話をして緊張を和らげたり、新入りの救急隊員に余裕を振りまいて、仕事上の昔話を聞かせたりすることもあるくらいだ。あの夏の日に、ベテラン救急隊員が緊張したぼくに聞かせてくれた冗談を思い出しながら――。

3章 知っているようで知らない航空病の話

高度十キロメートルで病気になったらどうしよう

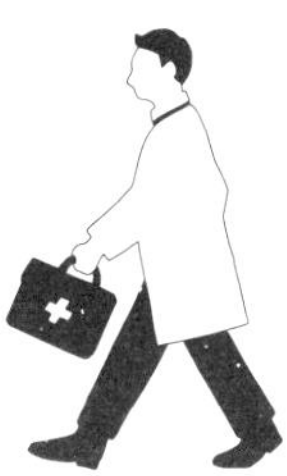

あくびをするか、ガムをかむか

航空性中耳炎　aerotitis media

「飛行機に乗るまで何でもなかったのに、着陸の直前、急に耳がすごく痛くなってきたんです。人の声も聞こえづらくて……」

患者が不思議そうに首をかしげながら手でいじっていた耳の中を、耳鏡を使ってじっくり観察していく。狭くて細い耳の中。その先を塞ぐ鼓膜が真っ赤に腫れて、中には、まるで窓の結露のように小さな水滴がたまっていた。航空性中耳炎と呼ばれる病気だ。

旅を終えて飛行機を降りたら、無事に帰れたという安堵感を胸に早く家へ戻って休みたいと思うものだろう。にもかかわらず、深刻な痛みのせいで空港を離れられず医療センターを訪ねてくる人たちは、大抵この病気を抱えている。

フライト後に痛みを覚えやすい身体部位は頭と耳だ。初めは痛む理由が分からないと話しながら苦痛を訴えていた患者たちも、落ち着いて診察し、理由を説明してやれば納得し安心して帰っていく。時が経てば治まる一時的な症状だと分かれば、ひどかった痛みも和らいでくる気がするそうだ。耳と頭に現れる痛みに共通する原因は、飛行機が猛スピードで降下する際に発生する気圧差である。

我々の体は、耳にある中耳と呼ばれる部位と、眉間の内側にある前頭洞と呼ばれる閉鎖された部位に、ごく少量の空気をためている。その空気は外部と隔離されているため、体外の気圧に応じて相対的に膨張したり収縮したりしている。もちろん飛行機の製造技術は年々上がってきてはいるけれど、どんなに客室与圧したところで地上と同一の気圧に保つことはできない。だから飛行機に乗っている時の人体は、少なからず不快感を覚えてしまうのだ。特に中耳と前頭洞の中にある空気の急激な膨張や収縮は、周辺組織にかかる圧力にも変化をもたらし痛みや炎症を引き起こす。中でも鼻風邪や鼻炎で鼻呼吸ができなくなっている人や、搭乗の二十四時間前にスキューバダイビングなどのレジャーを楽しんだ人は、なおさらその症状が出やすくなる。

けれど、そうした痛みや炎症は、通常の気圧下で数日過ごせば、きれいさっぱり消えるものだ。そのため相手が一般の乗客の時は、家に帰って処方された薬をきちんと飲み、しっかり休めば問題ないと伝えて安心させたのち、当分は飛行機の利用を控えるようにと言い添えるだけでいい。ところが相手が乗務員となると、少々勝手が違ってくる。日常的に気圧の変化にさらされるのが彼らの業務だから（国内線の場合、一日に四～五回離着陸を繰り返すこともある）、航空性中耳炎はもはや職業病だ。航空会社は、それを業務のせいで発生した疾病と認め、これに罹患した乗務員には数日間の公休を与え、症状の回復を確認してから業務に復帰させるようにしている。なお、その診断をして回復の有無を確認するのも空港医療センターの重要な仕事だ。

フライト後、耳が痛いと言ってやってくる乗務員の大半は、数日休めば回復するが、時にはそうならないケースもある。数年前、頻繁に医療センターを訪ねてくる乗務員がいた。幼少期から飛行機の乗務員に憧れていたその人は、航空運航科に進学し、航空会社の採用条件を満たすべく体力づくりにも励んでいた。英語もペラペラで、常に明るい笑顔を振りまいているような人だ。それがいざ乗務員になると、想定外の耳の痛みに悩まされた。フライトの度に患う航空性中耳炎によって休職と復職を繰り返したその人は、とうとう乗務員としての自信を失い、同僚への申し訳なさも相まって（乗務員は基本的にチーム単位でスケ

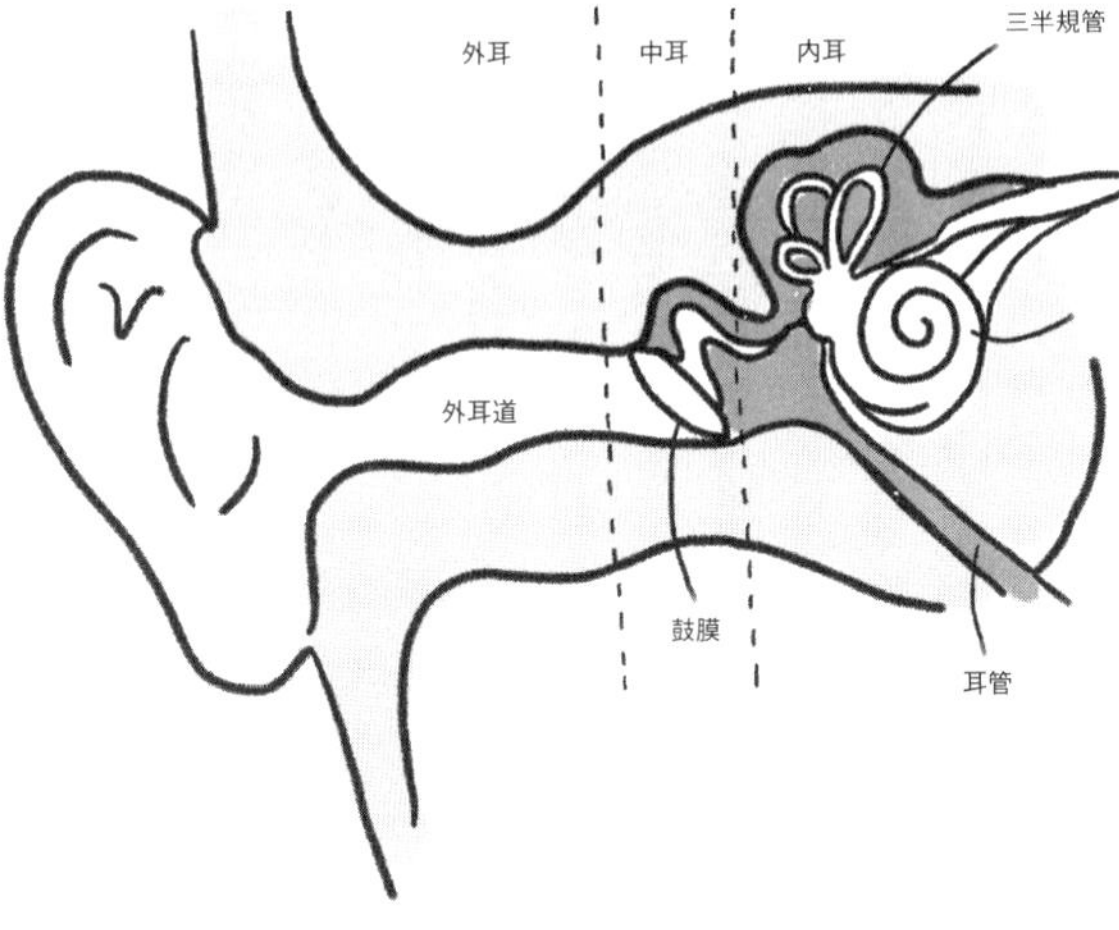

ジュールを組んでいるため、病欠が常態化してしまうと、人から責められることがなくてもチームメンバーに申し訳ない気持ちになるそうだ）、ついに辞職に追い込まれた。

本人に非のない理由で、あれほど夢みていた仕事を辞めざるを得なくなったという事実に、ひどく胸が痛んだ。辞職の挨拶を兼ねて最後の診察に来たその人を前に、ぼくは慰めの言葉も見つからず、静かに握手することしかできなかった。とはいえ、きっと本人はどこまでも明るくアクティブな人だから、しばらく充電したあとは、すぐにまた新たな夢を見つけ、大きく羽ばたいていると信じている。

航空性中耳炎に注意すべき人

航空性中耳炎は、航空機の離着陸時に発生する急激な気圧の変化によって起きる耳の痛みと不快感の通称です。耳は大まかにいうと、外耳、中耳、内耳という三つの部位に分かれており、外耳道と中耳の間は鼓膜で塞がれています。中耳は鼓膜から伝えられた音波を内耳に伝達するほか、耳管を通して鼻咽腔とつながり、換気する機能も持っています。

耳管が正常に働いている時は、離着陸時に気圧が変化したところで中耳と耳管の空気循環はスムーズに行えるのですが、鼻風邪や鼻炎等で耳管が炎症を起こしかけている場合は、急激な圧力変化により負の影響がもたらされます。耳管が誤作動を起こし、鼓膜の内側にある中耳にダメージを与えるのです。耳が詰まるような鬱陶しさや、突如現れる耳の奥の痛みに煩わされたり、自分の声が響いて聞こえたり、ひどい場合は、耳鳴りやめまいを起こしたり――。それらは全て航空性中耳炎の主な症状です。

そうした症状を防ぐには、以下のことを実践するとよいでしょう。

搭乗前

一　鼻炎や風邪の症状が見られる時は、治療と投薬を積極的に行うようにします。

二　過去に類似の症状を発症している場合は、病院で鼓膜の状態を診てもらい、予防薬（血管収縮薬や鎮痛消炎剤など）をもらうようにしましょう。

三　空港の薬局では中耳炎予防の飛行機用耳栓が売られています。この耳栓は音を通し、気圧の変化を抑えてくれます。

機内で

一　バルサルバ法：耳が詰まってよく聞こえない気がしたら、鼻をつまみ、ふんと息を出してみてください。圧迫されていた耳管が開きます。ただし、あまり強く息を出すと、かえって鼓膜が傷つくので気を付けましょう。

二　意識的にあくびをしましょう。ストローを使って飲み物をのむのも効果的です。

三　赤ちゃんにはお乳をくわえさせ、子どもにはガムをかませましょう。

四　予防薬を持っている場合は、着陸の一～二時間前に服用しておきましょう。

機内では酒を断ち、ちょこまか動くこと

エコノミークラス症候群　economy class syndrome, deep vein thrombosis

立派な体つきをした、見るからに健康そうな外国人の青年が車椅子に乗せられて医療センターにやってきた。後ろからは似たような体格の外国人たちと、軍服を着た韓国の軍人たちが心配そうな顔で付いてくる。なんだか、ただならぬ雰囲気だ。

車椅子の青年は、今にも破裂しそうなほどパンパンにふくらはぎを腫らして、脂汗までかいていたが、声さえ上げずに痛みをこらえていた。付き添いで来ていた軍人の話によれば、彼らは皆、某国の特殊部隊要員で、韓国の特殊部隊との交流のために、つい先ほど韓国に到着したという。出発時に何の異常もなかった彼の脚は、数時間のフライトを経て腫れ上がったとのことだった。深部静脈血栓症が強く疑われる事態だ。

ぼくはひとまず痛み止めの注射で彼の苦痛を和らげると、腫れているふくらはぎに弾性包帯を巻きつけ添え木で固定し、精密検査と後続治療が可能な総合病院へと搬送した。幸い脚の腫れ以

外に深刻な合併症はなかったが、彼は予定されていた訓練には参加できぬまま軍病院の厄介になって帰国したという。日頃から訓練で鍛えている若い軍人だけあって、目をみはる早さで回復したとはいうけれど、遠い異国の地まで来て身動き一つ取れずに入院だけして帰ることになったのだから、しばらくは仲間たちから冷やかされただろう。

だが、もしこの症状を発症したのが高齢で、なおかつ糖尿病などの慢性疾患まで抱える人物だったとしたら、これほど簡単な話では済まなかったはずだ。下肢のむくみの原因となった血栓がはがれようものなら、それが血流に乗って大きな血管を塞ぎ、深刻な合併症を引き起こしかねない。

別名〝エコノミークラス症候群〟と呼ばれるこの疾患の医学的正式名称は〝深部静脈血栓症（DVT：deep vein thrombosis）〟。脚の深層部にある静脈に血栓ができる病気という意味だ。飛行機のエコノミー席を思い浮かべれば、なぜそんな別称が付いたのかすぐに分かるだろう。前後の間隔が狭いエコノミー席に長時間座っていると、下肢静脈の血流が滞り、血液が凝固して血栓ができやすくなる。初期症状は突然脚が腫れるとか、脚がつったように痛むという程度だが、血栓がはがれて血流に乗り、肺動脈を塞いで肺塞栓症にでもなれば、呼吸困難に陥って最悪の場合は死に至る。

深部静脈血栓症を発症するのは、なにも飛行機の中だけではない。足元が窮屈な席に何時間も座っていなければならない高速バスの車内でもよく起こる。座りっぱなしで長時間働く会社員や、体が不自由で寝たきりの生活を余儀なくされている患者にも発症する可能性があるものだ。

空港勤務をしているぼくは、隙あらば外国へも行っているだろうと知人たちから誤解されることが多いのだが、空港に勤めて約二十年、実際に外国へ行った回数は片手に収まるほどしかない。ぼくは飛行機を利用した遠出があまり好きではないのだ。パスポートの有効期限チェックや、避けては通れない出入国手続きも面倒だし、離着陸時に体に伝わる加速や減速のための振動(ぼくは遊園地のバイキングにさえ乗らない)も得意ではない。ましてや前後左右の空間が狭く、まともに足も伸ばせない状態で何時間も座っていなければならないとなれば、その圧迫感を受け入れてまで外国へ行きたいとは思えないのだ。

機内で肺塞栓症になる確率は、ある統計によると、長距離フライト四千六百回につき一回だというから、かなり低いといえるだろう。ぼくだったらそれを口実に海外旅行なんて取りやめてしまうだろうけれど、旅好きの人ならそれで旅を諦めようとは思わないはずだ。

エコノミークラス症候群には、ちょこちょこ脚を伸ばしたり、体を動かしたりする程度でも予防効果が見られる。また、文字どおり〝エコノミークラス〟症候群だから、前後にゆとりがあり足を伸ばして寝ることもできるビジネスクラスや、ファーストクラスを利用すればかからないだろうともいわれている。まあ、確かにそのとおりだが、それでは米がなければ肉を食べろと言っているようなもので、あまり現実的ではない。幸い最近できた新型の旅客機は、エコノミーシートでも前後の間隔を広く取っているので、長距離フライトによる肉体的苦痛も減るのではないかと期待するところだ。

次の条件に当てはまる人は、深部静脈血栓症のリスクが高まります。

✓ 慢性疾患の患者（特に高血圧、高脂血症、糖尿病など）と高齢者、妊婦

✓ 腹部肥満者（アジア人基準で腹囲九十センチ以上の人のこと。百センチ以上の場合はハイリスク）

✓ 骨折等の手術を受けたばかりの人

✓ 経口避妊薬を服用している人

深部静脈血栓症の症状

✓ 突然の脚のむくみと、張り詰めたような感覚

✓ 皮膚の色の変化（赤や青など）と、患部の発熱

✓ しびれと痛み

✓ 呼吸困難や胸の痛み

深部静脈血栓症予防のために、機内でできること

一　機内では最低でも三十分おきに軽く歩いて、適宜足のストレッチをしましょう。座ったまま足首を回したり、足を揺らすだけでも効果があります。

二　こまめに十分な水分を摂りましょう。ただし、アルコールやカフェインは避けてください。

三　ウエストが締まるような服は避け、ベルトは緩めに締めましょう。

四　慢性疾患のある人や、妊婦、高齢者は弾性ストッキングをはきましょう。

自然の摂理に逆らった代償を払うには

時差ぼけ　jet lag syndrome

中年になると、ベッドに横たわるだけですぐに夢の国へ行ける人が羨ましくてしかたない。中年以後、ずっと不眠症に悩まされていた父を見ていると、自分の未来を見ているようで恐怖すら覚えるほどだ。やっとのことで寝ついても深夜にトイレで目覚めてしまい、そこからまた寝られなくなる。そうして何度も寝返りを打つうちに朝がやってきて、重い体を引きずりながらどうにか起きる。そんな生活が続いていけば、あっという間に心身はボロボロだ。

睡眠に関する問題を抱えて空港医療センターを訪れる人たちは、そうした慢性的な不眠症を抱える患者ではない。旅行を前に時差ぼけによる不眠症を懸念して、睡眠薬をもらいにくるというケースがほとんどだ。韓国から近い中国や東南アジア圏へ行くなら時差もほとんどないから、日頃の睡眠習慣をそのまま維持できるだろう。しかし十時間以上に及ぶフライトの末、韓国とは昼夜が逆転したヨーロッパやアメリカなどへ行くとなれば、時差ぼけに悩まされる確率が一気に上がる。

今から数百年前の大航海時代、巨大な帆船で地球の各所を巡っていた探検家や商人たちはゆっくりと時間をかけ、自然なかたちで時差に適応していった。けれど現在は、たった一日で地球の裏側まで行けてしまう時代だ。目的地の昼夜は出発地とは逆だから、夜になったところで寝られないし、昼になったからといって目が冴えることもない。

五～六時間以上時差がある地域へ行き、実際の現地時間と体が認知している時間がズレることで現れるさまざまな身体症状を時差ぼけという。大半の旅行者が訴える症状は寝つきの悪さと、それに伴う日中の覚醒障害（いつまでも眠気が取れない、無気力など）、頭痛やめまいといった神経学的症状だが、中には消化不良や便秘等、消化器系障害が現れる人もいる。

特に西よりも東へ移動するほうが時差ぼけはひどくなるといわれているが、それは地球の自転と同方向に移動するほうが、体に負担がかかるからだろう。我々の体は、脳内の視床下部にある体内時計によって決まった時間に動くよう調節されている。朝、目を開ければ覚醒し、腸の運動が活発になって食欲が増す。反対に夜は休息を取るため、睡眠欲求が高まっていく。これは二十四時間周期で体を調節し、恒常性を保つうえで重要な機能だ。

時差ぼけは時間が経てば、次第に治る。一日、また一日と過ごすうち、光の刺激や食事、身体活動のパターンから来る信号によって体がだんだんと旅先の時間に順応してくるからだ。そうして完璧に時差を克服するまで、一般に一週間程度かかるといわれている。体内時計を無理なく調節できる範囲は、一日一時間くらいと考えればいい。地球の反対側へ行ったなら、現地時間に慣れるまで少なくとも七日ほどかかる計算だ。長期滞在者であれば、そんな時差ぼけも楽しみながら、ゆっくりと現地時間になじんでいけばいいだろう。だが、到着後すぐに活動する必要がある短期滞在者の場合は、負担が大きいに違いない。

ある日、シャキッとスーツを着こなした中年男性が、キャリーケースを引きながら診察室にやってきた。

「これからアメリカへ行くんですが、時差があるところへ行くと、ちっとも寝られなくなってしまうんです。向こうでは着いてすぐに事業説明会やミーティングなど業務の予定がびっしり詰まっているのに……。何かいい方法はないですか?」

仕事で頻繁に海外出張をしているというビジネスパーソンだ。彼は出張の度に時差ぼけに悩まされるせいで、遠方への出張がだんだんつらくなってきたという。ぼくは彼の出張先とそこでのスケジュールを尋ねると、時差ぼけに有効な行動をいくつか提示した。

「まずは処方した薬をしっかり飲むことですね。あとは時差ぼけに有効な行動がいくつかあるので、それも実践してみてください。だいぶ楽になるはずですよ」

長期服用しないことを前提に安全性が保証された睡眠誘導剤を処方しつつ、ぼくが提示する方法は、飛行機に乗ったらすぐさま目的地の現在時刻を確認し、心身をその時間帯のモードに切り替えるというものだ。目的地の現在時刻が夜ならば、アイマスクをして睡眠を促し、昼ならば読書や映画鑑賞など、起きている時に行うことをする。そうして目的地に到着したあとは、朝を迎えるなりできるだけ太陽を浴びるようにする。昼間たっぷりと日光を浴びれば体内時計が刺激され、夜の深い眠りが誘発されるものだ。時差ぼけに特効薬など存在しない。結局のところ一番大切なのは、自然の摂理に従って体を順応させるための〝時間〟なのだ。

時差ぼけ予防法

旅行前

出発の数日前から睡眠パターンを調節しておきましょう。東（アメリカ大陸方面）へ行く場合は、就寝時間と起床時間を毎日一時間ずつ早めるように、西（ヨーロッパ方面）へ行く場合は、毎日一時間ずつ遅らせるように、あらかじめ体内時計を調節しておくとよいでしょう。最低でも出発の二〜三日前から現地時間に合わせた睡眠習慣をつくっておけば、時差ぼけを緩和させることができます。

機内で

一　離陸後は、目的地の時間に合わせた行動を取るようにしましょう。目的地の現在時刻が夜ならば機内での活動はセーブして、アイマスクを着用し睡眠を取ることが望まれます。

二　水分をしっかり摂りましょう。疲労を招く最大要因の一つは脱水です。機内での過度なアルコールやカフェインの摂取は脱水を招き、時差ぼけを悪化させるため、できるだけ控えるようにしましょう。

現地到着後

一　朝を中心に、野外で過ごす時間を多く取りましょう。日光は体内時計を刺激して、現地時間への適応を早めてくれます。

二　起床後、九十分以上経ってから摂取するカフェインは、日中の覚醒維持に有効というデータがあります。反対に、起きてすぐの空腹時にコーヒーなどカフェインを摂取するのは好ましくありません。

三　現地で購入できるなら、メラトニンの摂取も効果的です。メラトニンは脳内で生成・分泌されるホルモンの一種で、体内時計の調節と睡眠誘導に効果があるといわれています。ただしメラトニンは実質的な睡眠誘導剤ではないので、寝る直前に飲むよりも、布団に入る二時間ほど前に飲むのがよいでしょう（一回につき、三〜六ミリグラム程度）。

四　これらの方法がどれも効かない時は、旅行前に処方された少量の安全な睡眠誘導剤を就寝三十分前に服用しましょう。

今、私に何が起きたの？

失神 syncope

「今日はどうされました？」
「いや、それがよく覚えてないんですけど、気付いたら機内の通路で倒れてて。周りの人が言うには、失神して倒れたらしいんです」

不安そうにやってきたその人は、体にも意識にも異常はなさそうなのに、目だけがオロオロと戸惑いに揺れていた。こういうタイプの人たちは大抵、身内の肩を借りたり、車椅子に乗ったりして医療センターにやってくる。彼らの大半は運航中の機内で失神した乗客だ。本人は失神してから意識が戻るまでの記憶がないので、状況が理解できずきょとんとしているが、そばで一部始終を見ていた家族や仲間たちは、ひどく驚いたに違いない。特に、親孝行のつもりで企画した旅の途中で、老いた両親の身にそんなことが起きれば、同行した子どもたちはまるで罪人にでもなったかのように萎縮するしかないだろう。時には狭い通路で立ったまま失神し、座席の角などで打撲や裂傷、ひどい場合は顔面骨折まで負って、救急隊に担ぎ込まれる人もいる。決して甘く見てはいけない問題だ。

まずは血圧や脈拍、呼吸等のバイタルサインを測定し、血糖値や心電図をチェックして基本的な神経学的異常の有無を調べる。低血圧や低血糖による失神の場合は、不整脈の有無も確認しなければならないし、高齢者の場合は特に神経学的な後遺症の有無も早急に確認する必要がある。こうして基本的な診察と検査をしても特定の異常が見つからなければ、そこで一旦肩の力を抜き、まだなお不安げな本人に当時の状況を詳しく尋ねる。

「失神する直前、めまいや胃のムカつきはありましたか?」

「完全に記憶がなかった時間は、どれくらいですか?」

「過去にも似たような経験をしたことはありますか?」

「飛行機の中で、睡眠薬や精神安定剤といった薬は飲みましたか?」

受け答えを何度か繰り返すうちに、ぼくの頭の中では失神の原因になり得る数々の疾病への容疑が晴れたり、深まったりしていく。

航空機内における救急事案の発生頻度をまとめた学術論文によれば、最も頻度が高い症状は失神で、中でも〝血管迷走神経性失神〟が一番多いという。

人の体は興奮状態の時に働く交感神経系と、落ち着いている時に働く副交感神経系のバランスが整っていないと恒常性を保てない。夜遅く真っ暗な路地を歩いている時に、後ろから迫りくる黒い影があると想像してみよう。心臓は早鐘を打ち、体の隅々にまで勢いよく血液が流れ、いつでも全速力で逃げられる体勢がつくられていくはずだ。瞳孔は最大限に開いて周辺の脱出経路を探すだろうし、背筋と手のひらには汗がにじんでくるに違いない。だが、もしこうした興奮状態が平常時まで続いたら、我々の体は長くもたず、すぐにへたってしまうだろう。ぎゅうぎゅう詰めの電車やバスの中で呼吸困難になったり失神したりしたことがある人なら、それがどれほど恐ろしいことか分かるはずだ。

機内では、そうした事態が発生しやすい。精神医学上の分類であるパニック障害までいかずとも、長旅でたまった疲れと腸内ガスの膨張などによる不快感、機体の振動や騒音からくるストレス、長時間に及ぶ座位がもたらす下肢の血行不良といった要因の全てが、人体の恒常性を保つ神経系のバランスを崩していく。その結果、失神という症状が現れるのだ。これが血管迷走神経性失神の一般的な発症経緯である。

診察の仕上げは、患者を安心させることだ。単に大丈夫だと言っただけでは患者の不安を十分に取り除けない。その症状の出た原因と発症しやすい条件を伝え、二度とそうした状況に陥らないよう、予防法について指導するところまでがぼくの仕事だ。

「急な胃のムカつきや、強いめまいは失神の前兆の可能性があります。そういう時はすぐに立ち上がったり歩いたりしないで、必ず椅子に座るか横になるようにしてください。そして、完全に症状が消えるまでは安静にして、深呼吸を繰り返してくださいね」

機内での失神を防ぐために

失神とは、何らかの原因によって脳に送られる血液の量が減少したり、酸素の量が不足したりすることで意識を失い、その後しばらくして自発的に意識が回復することをいいます。失神しそうな感覚があっても意識喪失がない時は〝失神前状態〟といわれます。

成人の約三パーセントが一生のうち一度は失神するといわれています。特に女性や高齢者、心臓疾患がある人はより発症しやすく、それに伴う転倒や骨折などのリスクも高くなっています。失神の原因はさまざまです。多くの場合は血管迷走神経性失神等、特に心配がいらないものですが、中には不整脈や心不全といった心臓疾患に起因するものもあるため、失神した場合は病院で診察と検査を受けたほうがよいでしょう。

通路の狭い航空機内で失神した場合、座席のひじ掛けに顔面をぶつけて負傷（打撲、裂傷、骨折等）する可能性が非常に高いので注意が必要です。

機内での失神に備えて

一 失神は突然起きることもありますが、大抵の場合は胃のムカつきや視界のかすみなど、前兆を伴うことが多いので、そうした症状が見られた時は、すぐに席に座ったり床に横たわったりして周りに助けを求めてください。

二　無理に息を吸い込んだり、呼吸のスピードを上げたりせず、できるだけゆっくりと深呼吸するようにしましょう。

三　失神している人を発見した場合はすぐに乗務員に助けを求め、患者を安全で広い場所に移して横向きで寝かせてください。唾液や逆流した食べ物によって気道が塞がるのを防ぐためです。

四　「大丈夫ですか?」「しっかりしてください!」と大きな声で呼びかけながら、肩を揺らして意識の有無を確認しましょう。この時、首が過度に揺れるほど強く揺らすと頸椎損傷など、二次的な症状を引き起こす可能性が出てくるので注意してください。

五　患者の意識が戻ったら、できるだけ楽な姿勢で寝かせるか、落ち着ける席に座らせて休ませてあげましょう。呼吸が苦しそうに見える時は、医療用酸素の活用も効果的です。

六　目的地に到着したら病院へ行き、失神当時の状況を詳しく伝えたうえで診察を受けることをお勧めします。

二〇〇八年から二〇一〇年までに地上の救急センターが受けた機内での救急事案発生頻度ランキング（N Engl J Med 2013）

一位　失神（多様な原因による）：三十七・四パーセント
二位　呼吸器系の異変：十二・一パーセント
三位　胃のムカつきや嘔吐など、消化器系の異変：九・五パーセント
四位　胸の痛みや頻脈など、心臓関連の異変：七・七パーセント
五位　痙攣（多様な原因による）：五・八パーセント

牧神パンが現れたら、無視を決め込め

パニック障害　panic attack、飛行機恐怖症

面倒な手続きを済ませて、いざ出発の時。飛行機のドアが閉まって巨大な機体が空へ舞い上がる準備を始める。乗務員たちも離陸案内を終え、席に着いてシートベルトを締めたところだ。そこへ突然、客席から悲鳴が聞こえてきた。

「開けろ！　ドアを開けろって言ってんだよ！」

一人の乗客が席を立って暴れ始める。周りの乗客はざわついて、子どもたちは泣きだした。騒動の主は息ができないから早くドアを開けろと叫ぶにとどまらず、このまま離陸すれば自分は死んでしまうかもしれないと、脅しにもならない脅し文句をわめき散らしている。乗務員たちはその乗客が無理やり非常ドアを開けないよう警戒しつつ、他の乗客たちをなだめるのに必死になった。パニック障害の一種、飛行機恐怖症である。

パニック障害は飛行機だけでなく、バスや地下鉄といった交通手段でも、エレベーターの中で

も発症するものだ。自らを取り巻く環境から、いきなり首を絞められて、息の根を止められそうな恐怖に襲われるのである。

最近、一部の乗客が着陸間際で下降中だった飛行機の非常ドアを無理やり開けようとして、周りの乗客や乗務員をひやりとさせたというニュースを聞いた。想像するのも恐ろしいほどの大惨事には至らなかったというが、危険な行為であることに変わりはない。同乗していた乗客にとっては一生忘れられないトラウマになり得る事件だ。薬物の影響を受けた行為だったのか、他人を巻き添えにした自殺行為だったのかは、調査を通して明らかになるだろうし、意図的な犯行だった場合には、それ相応の処罰を受けるべきだけれど、こういう事案は大抵の場合、精神医学的な症状——パニック障害に起因するものであることが多い。

以前に比べると、近頃はパニック障害という言葉をよく耳にするようになった。ほんの数年前までは、色眼鏡で見られることを懸念して、こうした精神科用語は口にするのがはばかられたものだが、有名芸能人たちが自ら経験したパニック障害について語るようになると、心の病気も体の病気と同じように自然なものとして少しずつ受け入れられるようになってきた。おかげで一般の患者たちも、隠してきた自らの症状について少しは周囲の人たちに言いやすくなってきたようだ。

パニック障害の〝パニック〟は、ギリシャ神話に出てくる半人半獣の存在〝パン〟を語源とする言葉だ。神話内で牧神とされるパンは、腰から上は人間、下はヤギの姿をしていて、普段は踊りと音楽を好む陽気な性格でありながら、時折、突如として大声を発し、道行く旅人に襲い掛かって相手を恐怖に陥れる存在としても描かれている。パニック障害はまさに、そうした〝パンの襲撃 panic attack〟にも似たものだ。いつ何時襲われるか分からない恐怖というのは察するに余りある。患者たちは、何の前触れもなく押し寄せてくる底知れない恐怖、すなわち死を予感させるほどの強烈な不安を抱いているのだ。

離陸を知らせる機長の声が聞こえると、大半の人はほのかな緊張感とときめきを覚えるものだが、パニック障害の患者たちは、首を絞められるような圧迫感とともに、息が止まる恐怖にさいなまれ、呼吸が速く浅くなって極度のパニック状態に陥ってしまう。速く乱れた呼吸が長く続けば、麻痺や痙攣、意識喪

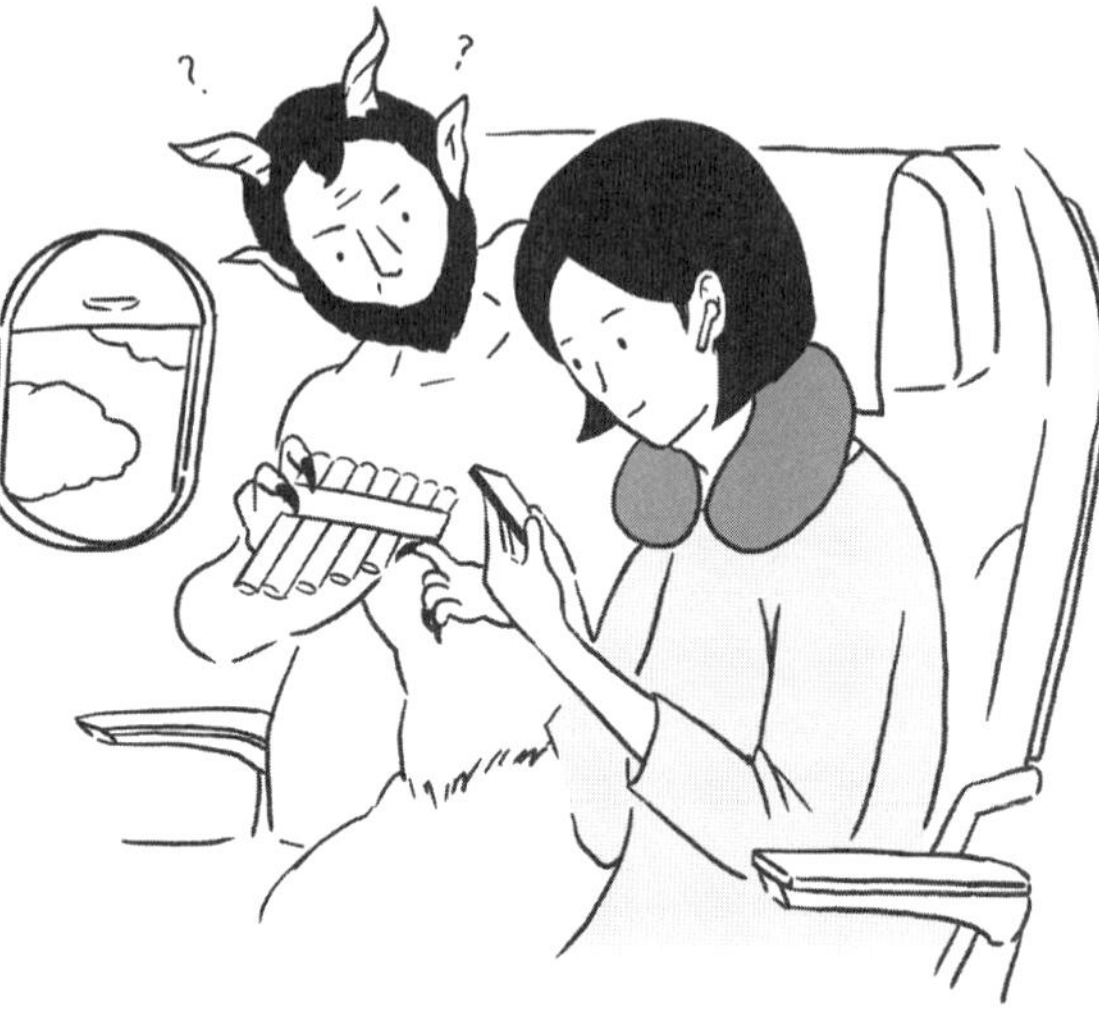

失も起きてくるし、そうなれば周りの人たちだって冷静ではいられないだろう。恐怖はいともたやすく伝染するものだ。飛行機の狭い客室内は、それこそ恐怖で満たされる。バスや地下鉄、エレベーターならその空間からすぐさま脱出したり、即座に病院へ向かって治療を受けたりすることもできるだろうが、飛行機の場合はそういうわけにもいかない。

しかし、乗務員までその恐怖と不安にのみ込まれてしまったら、患者を助けることはできない。ベテラン乗務員は患者を客室から移し、乗務員専用の空間で休ませたうえで救急医療のアドバイスを求めてくる。まずは患者にマスクを着け、過呼吸を抑えるのが先決だ。本人に数字をかぞえさせ、ゆっくりと呼吸を落ち着かせるのもよい。患者本人に呼吸を調節させるのが一番効果的だ。もし、そうした方法でも乗客が落ち着きを取り戻さなければ、そのまま運航を続けることはほぼ不可能となり、当該乗客を飛行機から降ろす必要が出てくる。けれど、離陸を取りやめて乗客を降ろすための手続きは、そう簡単なものではない。万が一のリスクに備えて当該乗客の荷物を徹底的に調べるなど、必要なチェックを全て済ませて再び離陸するまでには数時間かかることもある。

パニックに打ち勝つには

不安や恐怖に実体はありません。それが自分自身の心から生まれたものであると同時に、自分に危害を加えられないものであることを、しっかりと自覚しましょう。パニック障害の治療薬の大半は、神経を落ち着かせるための向精神薬ですから、医師による処方と管理なしに服用することはできません。機内には、医師がいる場合にのみ使用できる注射タイプの安定剤が用意されていることもあります。閉鎖された空間や振動、騒音などに敏感な人は、旅行前に医師と相談のうえ、少量の鎮静剤を準備しておくとよいでしょう。自分の薬はいつだって自分で用意するのが基本です。

パニック障害と飛行機恐怖症が心配な人へ

〝パニック障害〟は、パニック発作を二回以上経験し、パニック発作に対する予期不安（何か事件が起きるのではないかという不安感）や、不安からくるさまざまな身体症状が持続して日常生活が困難になっている場合に下される診断名です。

十分以内という短い時間ではあるものの、〝死にそう〟もしくは〝どうにかなってしまいそう〟なほど極度の不安に襲われて心臓が異常なまでに早鐘を打ち、そのせいでますます〝死にそう〟な感覚が増すとともに、あらゆる自律神経系の亢進症状（悪寒や冷や汗、体の震えやふらつき、めまい、失神しそうな感覚など）を併発することを〝パニック発作〟と定義しています。中でも閉所恐怖症は、飛行機に乗るパニック障害患者が最も多く経験する限局性恐怖症で、狭く閉ざされた空間に閉じ込められることへの恐怖心が過度に強い状態を指すものです。飛行機が出発のためにドアを閉め、円筒形の客室が完全に閉鎖されて、エンジンが稼動し、その騒音と振動が客室に伝わると、閉所恐怖症患者の恐怖は極限に達するといいます。

パニック障害とまではいかなくても、飛行機恐怖症を訴える人は少なくありません。飛行機を苦手とする人たちを研究・治療している飛行恐怖症研究所によれば、成人の約十パーセントが飛行機恐怖症を経験しており、中でも男性より女性のほうが、若者より中高年のほうがより経験しやすいとのことです。先天的な要因よりも後天的な経験が大きく作用し、搭乗中に乱気流に巻き込まれたり、突然の加速や気体の傾きによって気持ち悪さを覚えたりといった体験からくる不安感や不快感の記憶が、予期不安の原因になっています。

かく言うぼく自身も、ほんの少し飛行機恐怖症があるのですが、そのきっかけをたどってみると、大人になって初めて乗った済州島行きの飛行機が着陸直前に乱気流に巻き込まれ、急降下した時の軽い恐怖体験が原因になっているのではないかという気がしています。以下に、そうした恐怖症対策として多少なりとも役立つ方法をいくつか紹介します。

一　搭乗後は周りを気にせず、一つのことに集中する

やりたいと思いつつ余裕がなくてできなかったことを、いくつか用意し実行してください。た

まっていたドラマを観るとか、ゲームをするとか、文章を書くのもよいでしょう。三十分ごとに何かに集中していれば不安は大きく軽減されます。

二　アルコールやカフェインを摂取しないようにしましょう

不安を取り払おうとお酒に頼る人もいますが、それは逆効果です。アルコールやカフェインはかえって神経を興奮させ、恐怖心をあおります。ぬるめの白湯やお茶を飲んだほうが心身の安定を築けるでしょう。

三　ファクトチェックをする

通常は年間で四千万機もの飛行機が無事に目的地へ到着しています。飛行機の墜落事故が発生する確率は二千万〜三千万分の一と極めて低く、人間が発明した交通手段のうち、事故発生率が最も低いのが飛行機です。乱気流にしたって、自然が起こす現象。窓の外に見える翼は一見すると不安定に揺れているようですが、決して折れたり割れたりすることはありません。万が一エンジンに異常が出ても、そのまま百キロメートル以上は優に飛び、近隣の空港まで安全にたどり着くことができます。漠然と恐れていた事象のファクトを知れば、恐怖心は一瞬にして消えるでしょう。子どもの頃、闇の中にぼんやりと浮かぶ影が怖くて寝られずに親の懐に飛び込んだ時のことを思い出してみてください。明かりをつけて、恐れていた対象が実はずっと部屋にあった身の回りの品だと分かったあとは、影ももはや恐怖の対象ではなくなったはずです。それと同じことなのです。

四　専門家の協力を得る

本人の意志だけで解決できない時は、専門家に助けを求めましょう。こうした恐怖症には、薬の処方や認知行動療法などが有効です。作用時間が短い精神安定剤の処方を受けて短距離路線に乗る練習をし、慣れてきたら長距離フライトに挑戦してみましょう。そのうち薬を持っていくだけでも、大した恐怖を抱かずに穏やかな気持ちを維持できるようになるはずです。

疾病予防、備えあれば患いなし

風土病と伝染病――マラリア、黄熱、日本脳炎、A型肝炎、腸チフス、コレラなど

とある一行が医療センターにやってきた。彼らの手には黄色いカード（イエローカード）が握られている。サッカーで審判がポケットから取り出す、あのイエローカードではない。仁川空港の二階にある空港検疫所で黄熱予防接種を受けたことを証明するカードだ。黄熱が風土病になっているアフリカと南米の一部の国では、入国前に予防接種の有無を確認されるため、それらの国へ行く人は、必ずそのカードを持っていなければならない。

黄熱は、罹患すると往々にして皮膚が黄色くなるという理由からその名が付いた疾病だ。ウイルスを持った蚊を媒介とするその病気に感染すると、急性肝不全による黄疸で皮膚が黄色くなり、高熱や腹痛、嘔吐などの症状に苦しめられる。症状が進行し重症化した患者の半数程度は十～十四日以内に死亡するというのだから、この病気が流行している国の警戒心は察するに余りあるところだ。それでも幸い、予防接種が商用化されており、一度接種すればその効果は生涯持続

するため、あまり心配する必要はない。

「マラリアの注射を受けに来たんですけど」

一行は、面倒だがしかたないという顔で予防接種の依頼をしてきた。

「ふふっ。マラリアの予防薬は注射じゃないんですよ。薬は滞在期間に応じて処方しているんですが、どこの国へどれくらい滞在される予定ですか？」

黄熱の流行地域とマラリアの流行地域は重なることが多いため、マラリアも予防接種が可能だと思われがちだ。痛い注射をもう打たずに済むと知った一行は、かすかに口角を上げ表情を緩めた。

薬は、滞在予定の国や地域、滞在期間、滞在中の活動内容によって個別に調剤・処方される。一錠飲むだけで長期間予防できるならそれに越したことはないけれど、今現在開発されている薬は週に一度、もしくは毎日服用する経口薬だけだから、現地でもきちんと服用を続け、鬱陶しい蚊を避けながら過ごすことが肝要だ。

リゾート地や観光地にあるホテルで短期滞在するだけなら、予防薬まで服用する必要はないかもしれないが、旅行や探険、布教活動、出張、駐在勤務などで中南米やアフリカ等に長期間滞在する場合は、現地におけるマラリアのリスク程度はよく把握して、それに応じた対策を取るのが賢明だろう。

ある航空会社の外国人機長などはマラリアに対する恐怖心が強すぎて、アフリカの国際空港にたった数時間滞在するだけだというのに（それも操縦席から一歩も出ることなく）、どうしてもマラリアの予防薬をくれと言って聞かないものだから、そこまでする必要はないと説得するのに脂汗を流すはめになった。結果としては……頑なな機長に押し切られ、とうとう薬を処方することになった。もしマラリアにかかったら、責任を取ってくれるのかというひと言が決定打となったのだ。親しい同僚の機長がマラリアで死の淵をさまようところを見た彼の立場になれば、その言動も無理はないのかもしれなかった。

海外旅行の準備をするうえで、目的地に関する下調べは不可欠だ。滞在先のホテルやおいしい店、写真映えするエキゾチックな観光地のほか、治安や気候に至るまで、近頃はインターネットが発達しているから、目的地の名前を入れて検索ボタンをクリックするだけで、まるで現地にいるかのようにリアルタイムの情報が手に入る。旅先で流行している伝染病や風土病に関してもきちんと調べて、予防策を立てることを忘れてはいけない。病気の予防と身の安全は、意識しすぎるくらいでちょうどいいのだ。どんな時も、少し大げさなくらい準備しておくことをお勧めする。

外国における伝染病予防について（海外渡航の際のワクチン接種などについては、韓国と日本で事情が異なる部分があります）

一　マラリア

マラリアはマラリア原虫に感染した蚊に血を吸われる際に、蚊の唾液腺にある胞子が注入されて感染する急性の熱性疾患です。地球には五種類のマラリアが存在し（熱帯熱、三日熱、四日熱、卵形、二日熱）、韓国の京畿北部や西海五島などにも土着のマラリアがあります。韓国に多い三日熱マラリアの場合、死に至ることはほとんどないとされていますが、外国から入ってくる熱帯熱マラリアなどは、重症化する確率が高くなっています。世界的には毎年一万人以上が海外旅行中にマラリアに感染しているという報告があり、そのうち約一パーセントが死亡しているといわれています。マラリア予防薬は滞在予定国で主に流行しているマラリアのタイプや滞在期間、現地での活動内容などによって変わってくるので、少なくとも出国の一週間前には病院へ行き専門医に相談しましょう。特に妊婦や子ども、高齢者、慢性疾患患者には使用がはばかられる予防薬もあります。薬の服用にあたっては注意が必要になるため、専門家の指示には確実に従うようにしてください。マラリアに感染しても初期症状が軽微なこともあります。高リスク国に入国後一週間で原因不明の発熱があった場合には必ず病院へ行き、マラリアの感染有無を調べましょう。中でも熱帯熱マラリアは、発症後二十四時間以内に治療を受けないと急激に症状が悪化する可能性があることを肝に銘じておいてください。

二　黄熱

黄熱ウイルスを持つ蚊に刺されることで感染するウイルス性の疾患で、高熱や頭痛、黄疸などを伴う急性の熱性疾患です。黄熱の流行地域を訪れる際は、黄熱の予防接種が必要になります。予防接種は国立検疫所をはじめとした国指定の医療機関で受けられて、接種後には証明書（イエローカード）が発行されます。一回の接種で生涯有効とされています。

三　日本脳炎

日本脳炎ウイルスを持つ媒介蚊（コガタアカイエカ）に刺されることで感染するウイルス性の急性神経系疾患です。アジアの温帯地域（日本、韓国、中国、ネパール、ラオス、ミャンマー一帯およびインド北部）では主に七月から九月の間に、赤道付近（インド南部、タイ、フィリピン、インドネシアなど）では年中発生しています。成人は予防接種の対象ではありませんが、子どもはワクチン接種をしておいたほうがよいでしょう。接種は旅行の十日前までに終えておかなければなりません。

マラリア、黄熱、日本脳炎、デング熱は、どれも蚊に刺されることで感染する病気です。そのため、蚊に刺されないことが最も重要になります。

✓ 蚊の動きが活発になる夕方から翌日の明け方までは野外活動を控えるようにしましょう。
✓ やむを得ず外出する時は、できるだけ長袖長ズボンを着用し、暗い色の服は避けるようにしてください。
✓ 肌が出ている部分には虫よけローションを塗るようにしましょう。その際はメーカーが推奨している容量をきちんと守り、特に体重の軽い幼児に使う時は、つけすぎないよう注意しましょう。
✓ 宿泊先の窓に網戸がない時は、蚊帳を使うようにしてください。

四　A型肝炎

A型肝炎は、主に青壮年層がかかる急性肝炎です。A型肝炎ウイルスに汚染された食べ物や飲料水を摂取することで感染するため、衛生状態の悪いものは避けましょう。開発途上国に一か月住むと十万人中、約三百人が発症するとされており、バックパック旅行や、メジャーな観光地を避けた旅行をしていると、感染リスクが五~七倍高まります。一回目の予防接種から四週間後には九十五パーセント程度の免疫力が形成され、六~十二か月後に再接種すれば三十年以上免疫力が保たれます。

五　腸チフス

チフス菌を持つ患者や保菌者の大小便に汚染された食べ物や水を摂取した場合に感染する急性の全身感染症です。韓国でも上下水道施設が不足していた一九六〇〜一九七〇年代以前までは大規模な流行が見られました。現在も、上下水道施設が不十分なアフリカや中南米、東南アジア一帯では流行が続いています。ワクチンの接種は流行地域へ向かう二週間前までに済ませておくと安心でしょう。効果は三年続くので、再接種は三年ごとにすることをお勧めします。

六　コレラ

コレラ菌に感染することで発症する疾病で、A型肝炎や腸チフスと共に韓国の第二級法定感染症に分類されています。急な下痢による重い脱水症状が進むと死に至ることもあり、主な感染経路は汚染された飲料水や食べ物です。コレラ菌が多く潜伏しているとされる沿岸でとれた魚介類を誤って口にしたり、細菌に汚染された手で作った料理を食べたりすると感染リスクが高まります。腸チフスと同様、一九六〇〜一九七〇年代は韓国でも毎年のように猛威を振るっていましたが、二〇一七〜二〇一九年のコレラ発病者は、全員外国で感染していたことが明らかになりました。経口ワクチンが開発されており、最初の二回を飲んだあとは二年おきの追加投薬が推奨されています。

A型肝炎、腸チフス、コレラは、特定のウイルスや細菌に汚染された水や食べ物を摂取することで感染する病気です。旅先でこうした病気にかからないようにするためには、次のことを守ってください。

✓ 完全に火の通ったものだけを食べるようにしましょう。露店の食べ物は衛生状態が確認できないので、食べないほうが無難です。

✓ 調理や食事をする前と、トイレに入ったあとは必ず手を洗いましょう。手洗いが難しい場合には、アルコール消毒液とビニール手袋を活用するようにしてください。

✓ 水は必ず一度沸騰させたものを飲むようにしましょう。開封したまま放置されていた飲み物は口にしないようにしてください。

✓ トイレを使う時には便器に使い捨ての衛生カバーをかぶせ、トイレのドアノブや水道の蛇口にも直接触れないように注意しましょう。

宇宙放射線と乗務員の労災

放射線被曝による疾病

二〇一八年、某韓国系航空会社の元乗務員Aさんが放射線被曝による白血病で労災を申請した。二〇〇九年から六年間、北極航路勤務をしてきたAさんは、二〇一五年に白血病を発症すると、その原因が業務に伴う宇宙放射線被曝であることを認めるよう会社に求めた。申請から三年後の二〇二一年五月、勤労福祉公団は病気と業務との因果関係を認めて労災承認判定を下したが、当事者であるAさんは、その一年前にすでに亡くなっていた。大変残念なことである。

Aさんのケースは、病因を乗務中に受けた放射線の累積と断定し、病気と業務の因果関係を初めて認めた事案だったため、当時かなり話題になった。長期にわたって累積した放射線は人体に負の影響を及ぼして、特に脆弱な甲状腺と骨髄の造血幹細胞DNAを傷つけ、甲状腺癌と白血病を引き起こす可能性があると判断されたわけだ。誰かは特定できないけれど、恐らくAさんも勤務期間中はぼくの診察を受けていたのだろうと思う。Aさんに関する報道を耳にして以降、ぼくは診察を受けに来る乗務員が訴えるさまざまな症状について、より一層丁寧に調べなければと思うようになった。

ところで、〝宇宙放射線〟とは一体何だろう？　放射線と聞いて広く思い出される事件がいくつかある。ぼくの父親世代では、第二次世界大戦終結のきっかけともなった広島と長崎への原爆投下という衝撃があったし、その後の世代にはチョルノービリ（チェルノブイリ）原発事故に関する記憶がある。最近の悪夢としては福島の原発事故が挙げられるだろう。放射線に対する人々の恐怖は、あえて説明するまでもなく大きいものだ。しかし一方で放射線は、大々的な事件や事故が起きないかぎり、人命に関わるほどの被害を生まないかのように考えられているのも事実である。日常生活においては、レントゲンやCTを撮る際に、ちょっと気にするという程度だ。けれど、実際には危険値まで達していないというだけで、我々は生活の至るところで放射線を常に浴びている。宇宙放射線もそのうちの一つだ。

宇宙放射線には、超新星の爆発などによって太陽系の外から飛んでくる〝銀河宇宙線〟と、太陽の活動により発生して地球に届く〝太陽放射線〟がある。幸いにも地球は磁場と大気に守られていることから、それらの放射線はある程度遮断されているが、ごく一部は地表にまで到達している。普通の人が日常生活の中で浴びる放射線量は年間三ミリシーベルト程度で、そのうちの〇・三～〇・四ミリシーベルト程度が銀河宇宙線とのことだ。

実際、普通の人たちが地上や、ごくたまに乗る飛行機で浴びる宇宙放射線量は、全く心配のいらないレベルである。ちなみに仁川からニューヨークまでのフライト一回で浴びる放射線量は約〇・〇七〜〇・〇八ミリシーベルト。ほとんど無視していい数値だ。だが、頻繁に国際線の飛行機に乗らなければならない乗務員、特に北極航路を利用する大陸間路線を担当することが多い乗務員の場合は、状況が変わってくる。飛行高度が上がるほど、そして航路の緯度が上がるほど宇宙放射線量は増えていくため、北緯五十度以上の高緯度では、飛行高度が一キロメートル上がるごとに、約二十五パーセント放射線量が増加する。

原子力安全委員会が毎年調査・発表している「生活の中の放射線安全管理実態調査結果報告書」によると、二〇一七年から二〇二一年までの五年間における航空客室乗務員の最大被曝量は平均五・四二ミリシーベルトだった。一般人の被曝量の限度である一ミリシーベルトより五倍以上高い数値だ（聯合ニュース報道引用）。こうした結果を踏まえると、宇宙放射線のような、相対的低線量放射線を頻繁かつ長期間浴びた場合に発生する可能性がある健康上の問題や、白血病など致死率が高い病気に関する研究が急がれる。せめてもの救いといえるのは、かつて年間五十ミリシーベルト以下という、もはやあっても意味のないような数値を掲げていた被曝量の基準値が、年間六ミリシーベルトまで大幅に減少し、宇宙放射線被曝を考慮した乗務員の搭乗路線の調整と健康診断が義務化されたという点だ。

宇宙放射線を全てシャットアウトできるような航空技術の開発が期待されるところではあるけれど、それはまだＳＦ小説の中の世界。技術はまだ無理だとしても、乗客の快適で安全なフライトを一手に担う乗務員たちが、より安全な環境で働けるよう、あらゆる法的制度等の構築と施行がすぐにでも実現するようにと願うばかりである。

ミリシーベルト：シーベルト（Sv）は、人体に影響を与える被曝放射線量を表す単位で、その名称はスウェーデンの物理学者ロルフ・シーベルトの名前から付けられました。一シーベルトの千分の一である一ミリシーベルトは、通常、胸部レントゲン十回分程度に相当する数値です。

何より怖い健康診断？

空港職員の健康診断

「健康診断は毎年のことなのに、いつ受けても緊張でビクビクしちゃうんですよね」

「ははは。まあ、そうでしょうね。ぼくらみたいな普通の勤め人だって健康診断の時期になれば結果が不安でドキドキするのに、健診がもはや試験の一環みたいになっている皆さんは、さぞかしプレッシャーを感じることでしょう」

緊張を和らげてやろうと冗談も交えながら、必要な情報を聞き出していく。

「最近治療を受けたり、新たに服用を始めた薬などはありますか？」

一般の健診センターでよく聞かれる受診者と医師の会話のようにも聞こえるかもしれないが、実をいうとそこには少し特殊な事情が隠れている。健診に対する不安を訴えているのは他でもない飛行機のパイロットや、〝空の交通警察〟とも呼ばれる航空管制官たちなのだ。彼らは職務上、業務に関する資格の維持のほかにもう一つ、特殊な健康診断の受診を義務付けられている。それが〝航空従事者健康診断〟だ。この健診基準をクリアすると、それを証明する小さなカード――通称〝ホワイトカード〟が渡される。なお、その名称に特別な意味はない。単に証明書の紙が白いというだけだ。

ぼくは彼らにホワイトカードを発行する義務と権限を与えられた〝航空身体検査専門医〟だ。普通の医師免許は保健福祉部が発行し管理するのだが、航空専門医は国土交通部の管轄になっている。医師免許を持つ者のうち航空医療業務に従事する医師たちが、別途所定の教育課程を修了することで発給してもらえる別種の免許だ。

世の中にある幾多の職業に当てはまることだろうが、自分だけでなく多くの他者の命や財産、安全に直接的な影響を与える仕事をしている人たちは、常に業務に適した健康状態を維持すべく自己管理を徹底し、客観的なコンディションの確認を受ける義務を有している。空港職員にかぎっていえば、パイロットや航空管制官がその代表例だ。

今は少し変わってきたが、ぼくが高校に通っていた頃はまだ、空軍士官学校の志望者は虫歯厳禁で、メガネも着用してはならないとされていた。そのことからも航空業務従事者にどれほど厳しい身体検査基準があるかは、きっと察しがつくだろう。内視鏡や超音波検査こそなかったものの、項目も多くて評価基準も一般の健診と比べ厳しかったのは事実である。誰もが認めるところではあろうが、戦闘機のパイロットになるためには、非の打ちどころのない身体条件が必要なのだ。ぼくも幼少期には一瞬パイロットを夢みたことがあるのだが、虫歯があったらパイロットにはなれないという親の言葉を固く信じ、大好きなアメも我慢して一生懸命歯磨きしたものである。

アメリカの俳優トム・クルーズが主演した「トップガン」シリーズでは、戦闘機のパイロットが直面しかねない極限状態と、それに打ち勝つべく、さまざま訓練を受けながら任務をこなす彼らの姿が実に魅力的に描かれている。この映画がヒットして以後、パイロットを目指す学生が増え、就職倍率が上がったという話もあるほどだ。けれど、そうした訓練を積んだパイロットであっても、寄る年波には勝てないものだ。バキバキに割れていた腹筋も徐々にたるみ、文字を読もうとすれば思わず眉間にしわが寄るといった老化現象を避けることは誰にもできない。中でも最も恐ろしいのは中年になってから上がり始める血圧と、下がり始める視力だ。中年パイロットは健診時に血圧計の前に座るのが特に怖いという。健診結果を聞くためにぼくの向かいに腰掛けた機長が愚痴交じりに訴える言葉の数々には、もうすっかり慣れっこだ。

「先生、パイロットが一番ストレスを感じるのは、飛行機の着陸にかかる数分間だなんていいますけどね、私の場合はこの小さな血圧計の前に座る時が一番ストレスなんです。血圧が高かったらどうしようって、とにかく緊張するんですよ」

測定した血圧が基準値を超えていた場合、正常値に戻ったことが確認されるまで、さまざまな検査を受けさせられるうえに、一時的な飛行業務停止処分まで下される可能性があるのだから、それもしかたないだろう。

一般的に普及している視力矯正手術も、パイロットの場合は制限されることが多いので、常日頃から用心に用心を重ねる必要が出てくる。そうやって彼らに課される条件の多さは、彼らが背負う責任の重さの反証だ。乗客の安全と命を預かる職務の特性上、中途半端なことは許されないのである。

航空従事者のストレスや、うつ病などに関する精神医学的アプローチも活発になってきている。そこには、きっかけとなる一つの事件があった。二〇一五年、スペインからドイツへ向かっていたジャーマンウイングスの航空機がアルプス山脈に墜落し、百五十人余りの乗客と乗務員が全員死亡した事件である。長らくうつ病を患っていた副操縦士が、自殺目的で故意に飛行機を墜落させた事実が発表されると、世間に衝撃が走った。事件以後、航空従事者身体検査には一般的な健診項目に加えて、精神状態を評価する項目が追加され、過度なストレスやうつ傾向、無気力症の兆候が見られる対象者には、より専門的な精神検証が行われるようになるなど、検査の規定が一層厳しくなっている。現在、韓国国内では約百人の航空専門医が各自の現場で業務に勤しんでおり、ぼく自身も自らが下す診断の重要性と責務の重さを常に考えながら職員の健診にあたっている。

航空従事者の皆さん、お疲れさまです！　皆さんの健康こそが、乗客たちの安全につながります。健康診断の受診にストレスを感じることなく、日頃から規則的な運動と正しい生活習慣を意識して、いつまでも元気にお仕事を続けてくださいね。

航空従事者身体検査の種類と検査基準（韓国の場合）

一種：航空機操縦士、事業用操縦士、副操縦士
二種：自家用操縦士、操縦練習生、航空会社など
三種：航空交通管制官
検査周期は年齢、職種に応じて最短六か月から最長六十か月まで。

ホワイトカード：現在は電子発行に変わっている。

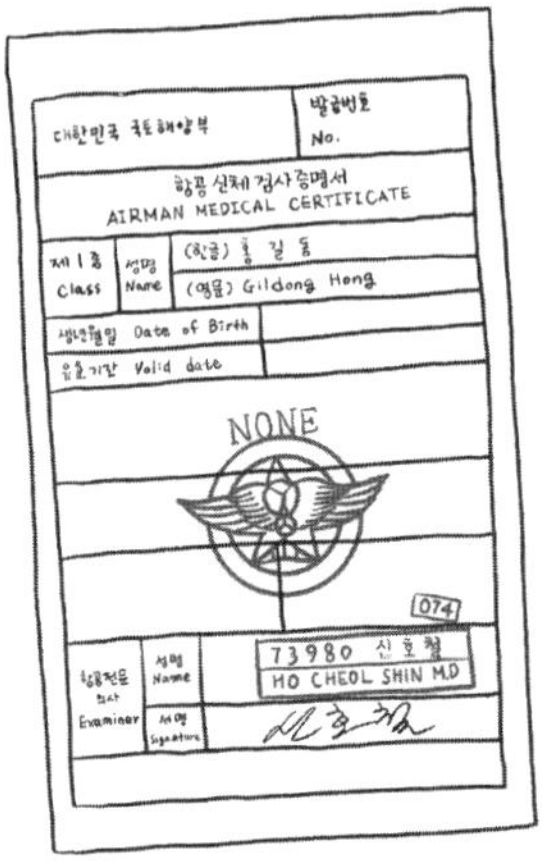

4章 空港医師が生きる世界

ハチミツを溶くのに最適な温度はご存じですか?

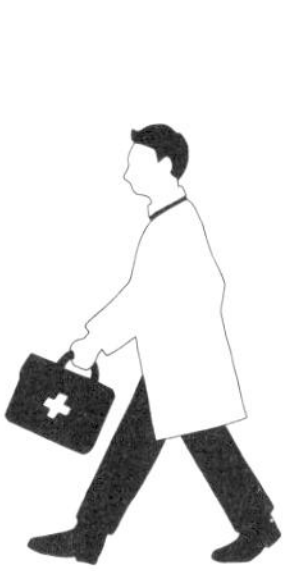

厄払いか前兆か、それが問題だ

誰にだって時が経っても忘れられず、脳裏に刻まれている記憶があるものだ。頭を丸め、寄る辺なく不安な気持ちで迎えた兵役の日や、恋人と初めて手をつなぎ、ときめいた時のこと、結婚式や、初めての子どもの分娩に立ち会い、へその緒を切らせてもらった時のことなど、人生においては決して忘れられない記憶というものがある。会社員であれば初出勤日の記憶もその中の一つになるだろう。

二〇〇五年三月二日。もう二十年近くも前のことだけれど、あの日の記憶は昨日のことのように鮮明に覚えている。ついにレジデントを修了し、正式な発令を受けたあと、初出勤日の前夜までは遠足を控えた子どものように、通勤カバンの中身を何度も確認しては期待に胸を膨らませていた。ところが、そこへ天気予報が水を差してきた。本来なら春めいているはずの三月初頭、まさかこのタイミングで大雪とは……。不安で寝たり起きたりを繰り返しているうちに迎えた早朝五時。天気予報が伝えたとおり、窓の外は一面真っ白になっていた。世界を覆い尽くさんばかりに雪がどっと降り積もっている。初出勤のわくわく感も、焦りと不安ですっかりかき消された。

ぐずぐずしている暇もなく覚悟を決めて通勤カバンを抱える。滑りやすい革靴やスーツの代わりに、分厚い防寒パンツに登山靴という重装備で家を出た。膝まで積もった雪により、市内の交通機関は麻痺していた。ぼくは行き交う車もない道のど真ん中で一人取り残された生存者のようだった。

とはいえ、今日は初出勤日だ。天候を理由に遅刻するわけにはいかない。九時の診察開始までは、残りたったの三時間。とりあえず歩いていれば、そのうち何らかの交通手段が見つかるだろうと考えたぼくは、雪道をかき分けながら歩き始めた。そうして、どれほど歩いただろうか。もはや足に力が入らず、背筋もじっとりと汗でぬれた頃、吹雪の向こうにバス停の表示が浮かび上がってきた。遠くからタイヤにチェーンを巻いたバスが、そろりそろりと近づいてくるのが見える。空港行きの直行バスだ。貴人に出くわすとその人に後光が差して見えるというけれど、ぼくにはそのバスに後光が差して見えた。乗り込んだバスの運転手さんに何度感謝を伝えたか分からない。車内はすでに空港常駐職員の赤く上気した顔でいっぱいだった。そうやってどうにか九時前に空港にたどり着いたぼくは、医療センターのドアを開けた。ロビーと受付窓口は、雪に足を取られて転倒した人や、車との接触事故で担ぎ込まれた人たちでごった返し、それこそ修羅場になっていた。同僚となる職員たちとゆっくりコーヒーでも飲みながら挨拶し、初診療に向けて気持ちを整える余裕など、爪の先ほどもない状態だ。ぼくは、すぐさま修羅場に投入された。

〝厄払い〟という言葉が頭に浮かんだ。これから起きるはずの災難を、先行して訪れた軽めの苦難によって回避するという意味で使われる言葉だ。二十年近く前の初出勤日の出来事こそ、ぼくにとっては文字どおり厄払いだったように思う。あれこれ苦労はあるけれど、空港医師としての道は大きな事件や事故もなく、それなりに穏やかに歩めているのだから――。いやっ、あれはもしかして、〝厄払い〟じゃなく、もっと大きな苦難の〝前兆〟だったのか……？　どちらが正解かは、ぼくがこの仕事を引退する時に初めて判断できることだろう。今はただ厄払いであることを願いながら、こつこつと毎日この道を歩き続けるだけである。

透明人間たち

ぼくが車を止めている職員用駐車場から、勤め先である第一ターミナル医療センターまでの道のりは思いのほか長い。蒸し暑い夏は、駐車場から職場まで十分足らず歩いただけでも下着が汗でじっとりしてくるし、真冬は厳しい北風で耳がもげそうな気がしてくるほどだ。けれど、旅客ターミナルと空港鉄道を結ぶ交通センターまで来れば、快適な室内空調がぼくを迎えてくれる。

天井が高さ数十メートルもあり、四方がガラスで囲まれている交通センターは、さながらＳＦ映画に登場する未来都市だ。近未来的な雰囲気によって数々の広告やドラマ、映画で定番ロケ地になっているため、遠巻きながらも有名俳優を見かけるチャンスが多い場所である。加えて、空港の常駐職員にとっては季節や天候に関係なく歩きやすい散歩コースでもあるから、昼休みにはラフな服装で集まった人たちが談笑しながら行き交う空港ターミナル内のヒーリングスポットにもなっている。

なお、ここは空港で暮らすホームレスにとっても、快適に身を置けるありがたい空間だ。ぼくは通勤時にそこを通る度、ホームレスをじっくりと観察している。以前と比べて行動や所作に目に見える異変がないか確認するためだ。空港を拠点として暮らすホームレスは健康に問題が生じた場合、いずれにしても空港医療センターに運ばれることになる。つまり、ぼくにとって彼らは、いつか診察室で顔を合わせることになる未来の患者なのだ。

毎日のように見ていたホームレスがある日突然いなくなれば、その人の行方がどうにも気にかかる。空港を追い出され、また別の場所で暮らすことになったのか。それとも家族のもとへ帰ることになったのか。はたまた夜間に急患として医療センターに担ぎ込まれ、そのまま総合病院に搬送されたのではなかろうかと気になって、思わず確認してしまうのだ。空港勤務をする中で生まれた癖である。

空港ターミナル内には、至るところでひっそりと身を潜めながら暮らしている人たちが今なおたくさんいる。行き交う利用客や職員たちに紛れてちらほら視界に入るのに、目には見えない〝透明人間〟として生きているホームレスたち。夏には涼しく、冬には暖かい環境を提供してくれる空港は、よそよりも過ごしやすそうに見えるかもしれないが、不十分な食事や、体の休まらない寝床に、衛生環境の悪さも手伝って、どうしても衰弱してしまうという面では、よそにいるホームレスたちと状況は変わらない。

時折、空港救急隊員たちの手で、ぐったりしていたり、意識が朦朧としていたりするホームレスが医療センターに運ばれてくることがある。軽い衰弱程度なら点滴を打って数時間ベッドで休めばある程度回復するけれど、神経学的な異常や呼吸困難、せん妄などの意識障害が見られるとなれば、即座に総合病院へ搬送し、入院治療させる必要がある。とはいえ、ホームレスを快く受け入れてくれる総合病院を見つけるのは容易なことではない。患者自身が入院を拒み、頑として最後までホームレス生活を続けるというケースも多い。たとえ死んでも空港の外へは意地でも出ないと言い張る彼らを説得しながら、同時に受け入れ可能な病院を調べて入院申請するという二重の苦労で、医療スタッフもへとへとだ。看護師や行政職員が皆で力を合わせなければなし得ない作業である。日頃から、こうした事態に備えて強固な協力関係を結ぶ病院が複数あることは本当にありがたいことだ。望むと望まざるとにかかわらず、医療センターのドアをくぐれば、ホームレスも我々医療スタッフにとって健康問題を抱えた韓国国民であり、他の患者たちと同等の待遇を受けるべき患者である。

空港のホームレスに関して、忘れられないエピソードがある。診察に追われていたある日の午後のことだ。空港救急隊のストレッチャーに、ある外国人が乗せられてきた。よれよれの汚れた服に、長期間洗わずにいることで発せられる特有の臭い――。一般の患者には見えないその風体に、ぼくは首をかしげながら救急隊員たちに事情を尋ねた。

「この人、少し前から空港ターミナルにいるアメリカ人なんですけどね。管理センターでも防犯カメラを使って注意して見てたんですよ。そうしたら今朝になって、ぱったり動かなくなってしまって。ずっとベンチで寝たままなので、念のためにと思い連れてきました」

げっそりとして元気のない男性の診察を始める。血圧や脈拍などのバイタルを確認し、心電図や酸素飽和度を測定後、基本的な血液検査を行った。その結果、衰弱の原因は長期にわたる栄養不足からくる脱力症状と推察された。まずは点滴でブドウ糖を注入し、ベッドで体を休ませる。一～二時間して気力を取り戻した彼は、ゆっくりと話し始めた。

彼の名前はジェームズ（仮名）。六十代のアメリカ人男性だ。数年前に英語講師の職を得て来韓した彼は、しばらくの間、講師として順調に働いていた。だが異国生活の孤独を埋めるために飲んでいた酒の量が日に日に増え、次第にアルコール依存症という簡単には抜け出せない沼に落ちていく。高額な報酬をもらって勤めていたスクールから解雇され職を失った時点で、本来ならアメリカへ帰るべきところだろう。けれど彼はアメリカにいる家族と折り合いが悪いため即座に帰国を決意できず、そのままずるずると韓国に残って自暴自棄な生活を続けるうちに、それまでためてきたお金まで全てお酒に使ってしまった。結局行き場を失ってホームレスに成り果てた彼は、アルコール乱用の後遺症と長期にわたる栄養失調からくる脱力症状で、救急隊に担がれ医療センターへ運び込まれた。とにかく、まずは健康の回復が最優先という状況だ。かくして彼の医療センター内における、急患用ベッド暮らし（？）が始まった。

医療センターの患者用ベッドは、ほんの数時間休むためのものであって、入院のためのものではない。空港医療センターは入院施設を伴わない純然たる救急センターだから、ジェームズの滞在は容易なことではなかった。とはいえ、たった一度の点滴程度で退院や市内にある別の病院へ転院させるのも難しい状況だ。そこでぼくはセンターの医療スタッフたちと相談のうえ、たとえ一時的な対処に過ぎないとしても、帰国までの間、彼をセンターに仮入院させることにした。ブドウ糖の点滴から、栄養のある点滴へ、点滴からお粥やスープといった軟食へ――。徐々に回復してきた彼は、目に見えて明るくなった。医療センターのスタッフたちが持ち回りで食事を運ぶ日々が何日か続いたところで、彼の状況を知ったアメリカ大使館の副領事がセンターへやってきて、本人の様子を直接確認し、長時間に及ぶ面談を行った。仮入院によって心身共に回復し、入浴と髭そりまで済ませたジェームズは、本来のジェントルな中年紳士の姿を取り戻し、アメリカ大使館とアメリカ系航空会社のサポートを受けて無事に帰国の途についた。医療センターのスタッフたちは、国籍を超えて治療を必要とする人たちへの慈愛を実践した自分たちを誇りに思った。

「ミスター・ジェームズ、今回の件を機に、お酒はちゃんとやめられましたか？　これからは家族とも仲良く元気に過ごしてくださいね」

仁川空港〝ターミナル〟のトム・ハンクスたち

スティーヴン・スピルバーグが監督を務め、トム・ハンクスとキャサリン・ゼタ＝ジョーンズが主演して二〇〇四年に公開された映画「ターミナル」は、ニューヨークにあるジョン・F・ケネディ国際空港を舞台にした作品だ。この物語は、一九八八年から二〇〇六年まで、フランスのシャルル・ド・ゴール空港で十八年もの歳月を過ごしたあるイラン人の実話をモチーフに作られており、最初のシーンは次のようにして始まる。

〝クラコウジア〟という東欧の架空国家の国民であるビクター・ナボルスキー（トム・ハンクス）は、ニューヨークのジョン・F・ケネディ国際空港に降り立った。ところが、彼が飛行機に乗っている間に祖国で勃発したクーデターによって国としての機能が停止したクラコウジアのパスポートは突然効力を失ってしまう。アメリカへの入国を拒否され、祖国へ引き返すこともできなくなったナボルスキー。先も見えぬ状況で空港にとどまるしかなくなった彼の身に、さまざまな出来事が降りかかる——。

名優トム・ハンクスが主演なのに加えて、空港というニッチな舞台で起きる事件の数々があまりにも身近に感じられたことから、何度も繰り返し観た作品だ。それもそのはず。ぼくが勤める仁川空港でも、細かい事情や滞留期間の違いこそあれ、劇中のトム・ハンクスのような境遇の人はよく見かけるのである。

ある外国人が、空港救急隊の担架に乗せられ医療センターに入ってきた。その後ろからは空港の警備員と航空会社の職員、出入国管理事務所の職員らがぞろぞろと付いてくる。

「急患ですか？　倒れた場所は？　倒れてからどれくらい経ってます？」

担架の上でぐったりしている患者を見たぼくは、矢継ぎ早に質問した。

「入国拒否で今日、本国に送り返す予定だった外国人です。空港に滞留している間はずっと元気だったんですけどね。いざ出国ロビーに連れていこうとしたら、急に痙攣を起こして意識を失ったんですよ。それでここに連れてきたんです」

ぼくは何の反応もなく横たわる患者をじっくり観察すると、同行していた航空会社の職員に当時の状況を詳しく尋ねた。話を聞くうちに、空港勤務が長いぼくは、なんともいえない違和感を覚えた。患者の状況が、どうも作為的で不自然だったのだ。痙攣して意識を失ったなら、大抵は転倒時に頭をぶつけたり、舌をかんだりして負傷しているはずである。それなのに、当該患者の顔には傷一つ見当たらなかった。目撃者の話によれば、患者は少し大げさに手足を震わせ、くたっと座り込んで以降、話しかけても体を揺すっても一切反応しなかったという。それで失神したと判断し、救急隊を呼んだとのことだった。

血圧、脈拍、呼吸といったバイタルを示すモニターも全て正常値に収まっていた。そこでようやく緊張が解けて心に余裕が戻ったぼくは、親指と人差し指でぎゅっと閉じられていた患者の目を開くと、その瞳をのぞいて彼の名前を呼んだ。

「ヘイ、ミスター・〇〇〇！　プリーズ・ゲラップ。アイ・ノウ・ユア・シチュエーション……」

しばらくすると患者は何度も申し訳ないと頭を下げ、航空会社の職員の後に付き、自分の足で出国ロビーへ向かった。一体どうして、こんなことが起きるのだろう？

ぼくが勤める仁川国際空港の三階出国ロビーの片隅――。一般の出入りが禁止された空港の奥深くには、「ターミナル」のトム・ハンクスと似たような状況に置かれた外国人が一時的に収容される空間がある。出入国管理事務所管轄のその空間は、入国を拒否された外国人を臨時収容する施設だ。法務部による詳細な審査を経て本国へ送り返されるか、入国を許可されるか。処分が決まるまで彼らはここで身柄を保護される。

ここに収容されている外国人たちの事情は実にさまざまだ。入国目的に不審な点があったり、偽造パスポートの使用が発覚したり、本国での犯罪歴が疑われてということもあれば、内戦中の国から命からがら逃げ延びて難民申請中ということもある。彼らは理由のいかんにかかわらず、法務部の最終決定が下るまで、その臨時収容施設でじっとしていなければならない。そこでの滞留がいつまで続くかは正直、誰にも分からないことだ。

慣れない外国の空港で、しかもごく限られたスペースの中だけで、短ければ数日、長ければ数か月にもわたって知らない人たちと寝食を共にしていれば、大なり小なり体に異常が出てきて当然だ。慣れない環境に、慣れない食べ物（主にファストフードが提供される）、見知らぬ人たちとの同居もストレスだろうが、何といっても「いつどうなるか分からない」という不安感が彼らの健康を脅かす。風邪や胃腸炎といった軽い症状なら、ぼくが往診に出向いたり、管理職員の同行下で外来診察を受けに来てもらったりして解決するけれど、時には意識喪失や呼吸困難、激しい胸の痛み、失神、痙攣といった緊急性の高い症状が発現することもある。どういう場合であれ医療センターとしては、できる範囲で最大限の処置をしなければならないところだ。

だが、中には重篤な症状を装って外部の総合病院への搬送を目論む者たちもいる。病気の治療を理由に、手っ取り早く入国許可を得ようという魂胆だ。彼らが訴える症状が本物か、いわゆる仮病かを判断するのも空港医療センターの仕事である。よくある仮病のパターンは、失神や痙攣、胸の痛みや腹痛などだ。

医者は患者の目をよく見なければならない。〝目は心の窓〟なんていう詩的でステキな表現もあるけれど、医者にとって患者の目は、むしろ脳の病気の有無を調べる〝神経系の窓〟だ。特に、直径五～六ミリ程度の瞳孔が見せるかすかな動きに着目して、ぼくたち医者は患者の脳神経に異常があるかどうか推察しなければならない。

失神したといって搬送されてくる患者を診る時も瞳孔反応を確認する。まずは優しくまぶたを上げて、患者の目を凝視する。瞳孔が開きっぱなし、もしくは異常な収縮をしていないかチェックするためだ。次は、先のとがったもの（一番手っ取り早いのはボールペン）や、細い針をゆっくりと患者の目に近づける。別に患者を脅しているわけではなく、通常の診察の一環だから誤解しないでいただきたい。患者が仮病を使っている場合は、ここでまぶたがかすかに震え、瞳孔がそれとなくペン先を避ける。そんなふうに瞳孔反応まで調べたら、今度は患者の腕を持ち上げて、本人の顔の前でパッと離す。本当に失神して意識を失っていれば、患者の手はそのまま顔面に落ちるが、意識がある場合は、そっと顔を避け、作為的に落ちることが多い（こんなふうに〝営業秘密〟をバラしていいのか分からないけれど、この本を読んでいる方々は失神の偽装などしないと信じている）。こうしたテストと複数の客観的検査によって本物の失神ではないという確信が持てたら、ひとまずほっと胸をなで下ろす。そこから先は、時間という薬が物を言うところだ。

先ほど例に挙げた外国人は、本国へ送り返されないよう、痙攣と失神の偽装という窮余の策で出国を遅らせて、人道的な配慮を引き出すつもりだったのだろう。たとえ彼らが症状を誇張したり、ない症状を偽装したりしても、さらにはその事実が明らかになったとしても――、ぼくたち医療センターのスタッフは、彼らを責め立てたり、追い出したりはしない。そうする以外になかった彼らの切迫した心情と事情に多少なりとも思いを馳せ、温かい言葉がけや必要な薬の処方、できるだけ穏やかな環境の提供といった、医師としてできる最大限の配慮をするだけだ。ぼくたちには彼らが直面している問題を、根本的に解決してやることはできない。ただ彼らの心身の調子を整え、いつまで続くか分からない臨時滞留期間を支えてやるだけである。

望みどおり入国許可を得て自由の身になるにしても、やってきた時と同じ航空会社の飛行機で自国へ送り返されるにしても、仁川空港内にいる間だけは、どうか心身共に健やかであってほしいと願う。

夢破れた外国人労働者

だらんと垂れ下がった手足、焦点の定まらない目――。空港で無料貸出されている車椅子に身を預けたり、時には手荷物を載せるカートに乗せられたりして診察室のドアをくぐり、どうにかこうにか運ばれてくる患者がいる。彼らのほとんどは、本国にいる家族を幸せにしたい一心で遠く異国の地、韓国へ渡り、額に汗して懸命に働いてきた外国人労働者だ。

バングラデシュ出身の三十代前半の男性のケースが、いつまでも忘れられない。彼を連れてきた二〜三人の仲間たちも皆、同じくらいの年頃に見えた。一行のうちの一人がたどたどしい韓国語で事情を説明し始める。

「けっこう前から具合が悪くて。韓国に来てすぐは明るい人だし、仕事も頑張って、少し大変でも元気に楽しく過ごしてました。でも、ちょっと前から頭が痛いと言うようになって、元気もなくなって……。仕事もちゃんとできないし、時々発作も出るので会社もクビになりました。家も借りられないから、ぼくらのシェアハウスに呼びました。だけど、最近はご飯も食べられないし、話もちゃんとできなくて。このままじゃ大変なことになりそうで、国へ帰すことにしました」

「なのに、飛行機に乗せてもらえません。乗っていいと書いた診断書が必要だって」

当該の航空会社を確認し、搭乗拒否の理由を尋ねてみる。理由は明らかだった。ぐったりしたまま意思疎通もできない乗客を、医師による確認もなしに搭乗させる航空会社はない。しかもこの男性は、出国手続き直前にもカウンターの前で痙攣のような四肢の震えを何度も見せていたという。航空会社としては目的地までの長いフライトにも問題なく安全に耐えられることを示す医師の診断書がなければ、搭乗を許可できないとのことだった。

医療センターではまず、ここでできる基本的な診察とレントゲン検査、心電図検査に加えて、酸素飽和度のチェックを行った。幸い大きな異常は見つからず、現在の状況は、痙攣後によく見られる軽い脱力症状と思われる。とはいえ、この状態で搭乗許可の診断書を作成することは不可能だ。フライト中に再び痙攣し、深刻な事態に陥る可能性を排除できないからである。

「総合病院で受けた検査の資料や記録はありますか?」

付き添いで来ていた同僚たちが、病院の診療記録や領収書などをごそごそ取り出し、ぼくに渡してくれるのだが、それらのどこにも、きちんとした診断名が書かれていなかった。保険診療が受けられないからと、病気特定のための高額な検査を避けていたのだろう。

仁川エリアでは十年ほど前、約二十名の医師が協力して、外国人労働者のための無料診療所を開き、運営していたことがある。コロナ以後、診療活動は止まっているけれど、それまでは持ち回りで毎週日曜の午後に、診療所に来た外国人労働者の歯科診療や一般診療、漢方診療に至るまで、それなりに力を入れて行っていた。診療所を訪れる外国人の多くは健康保険制度の死角地帯にいる不法滞在者たちだから、通常の病院診療なら受けようとも思わなかっただろう。そんな彼らと境遇が重なる青年を前にして、ぼくは不意に当時ためていた予備費がいくらか残っていることを思い出した。母国へ帰れる程度まで容体を回復させるには、ひとまず入院して精密検査を受け、病因を突き止める必要がある。ぼくはそこで同僚の医師に、当時無料の診療所事業に協力的だった病院との交渉を依頼した。そして、空港まで青年を連れてきた青年の仲間でもある外国人労働者たちにも、状況を説明して協力を求めた。

初めは搭乗許可が出ないことに腹を立てていた彼らも、事情を理解してからは積極的に協力してくれた。結局、青年は市内の総合病院に搬送されて、脳腫瘍を患っていることが明らかになった。紆余曲折の末に入院し、各種検査を経て容体が安定した彼には、帰国のための搭乗を許可する主治医の診断書が発行された。

相変わらず車椅子に乗ったままではあったけれど、初めて見た時よりかなり良好な状態で出国のための最終確認を受けに来た青年の後ろ姿を見送りながら、ぼくはいろいろと考えてしまった。医師として患者を無事に送り出せたという大きな達成感が得られた一方で、青年がこれまで過ごしてきたであろう韓国でのつらい時間や、母国へ帰っても続くであろう苦しい闘病の日々が、ありありと想像できてしまったからだ。

青年は、故郷の地で寝ても覚めても自らの帰りを待つ家族を思い、いつか家族そろって幸せに暮らせる日々が来ることを夢みていただろう。遠く離れた韓国で、誰もが避けるキツい仕事もいとわずに耐え忍んできた青年労働者の夢が、予期せぬ病気でもろくも崩れるなんて、一体誰が想像しただろうか。そのバングラデシュの青年が祖国に無事到着し、きちんと治療を受けて再び歩けるようになったかどうかは分からない。ただ彼に幸運と祝福があることを祈るばかりだ。加えて彼とその家族にとって、韓国という国が多少なりとも情のある、温かな国として記憶されていたならば、それ以上望むことはない。

空港の〝卒業生〟に送る医療センターからの〝卒業証書〟

「ここで先生の診察を受けるのも、今日が最後になりそうです」

「まったく、時が経つのは早いですね。もう〝卒業〟ですか。これまで本当にお疲れさまでした。たまには散歩がてら遊びに来てくださいね」

白髪交じりの中年患者と診察室で交わした会話だ。最後の診察を受けに来たその人は、定年退職（韓国の実質定年年齢は日本より五年以上低く、五十代で定年を迎えることが多い）を間近に控えた空港の常駐職員だった。

「三十代の時に初めて会って、それからは薬を飲んだの飲まないので何度ももめてきましたけど、あれからもうこんなに時が経ったんですね。先生のおかげで自分でも体を労わりながら体調管理をするようになったんで、元気に定年を迎えることができました。先生には頭が上がりません」

「ははっ、こちらこそですよ。初めは全然言うことを聞いてくれないし、顔を見るのも嫌な患者の一人でしたけどね、いつの間にかすっかり優等生になられて。雨降って地固まるというやつですか。とにかく、無事に卒業できてよかったです。賞状でも差し上げたいくらいですよ！」

空港の常駐職員たちは定年退職する際に、学校と同じで〝卒業〟という表現をよく使う。〝退職〟や〝退任〟よりはるかに温かみのある表現のような気がして、ぼくも時々使うようになった。

航空会社の下請け企業で手荷物管理業務に従事していたその人は、三交代制のシフト勤務をしており、夜勤が終わると家へは直帰せず、同僚たちと朝食を兼ねたささやかな飲み会を堪能しすぎる節があった。その結果、腹部肥満に糖尿病、高血圧、肝機能障害に至るまで、各種慢性疾患をセットで抱えながら暮らしていた。診察室で小言という小言を並べ、半分脅しのような言葉まで吐いていたから、診察が終わる頃にはお互いに興奮で顔が真っ赤なんてことも、しょっちゅうだった。それでも薬が切れれば必ず処方を受けにやってくる人だ。ぼくの真心が少しは通じたからか、それとも年々健康に自信がなくなってきたからか、はたまた身近で自分と同じような慢性疾患患者の末路を直接目にしたからなのか――。理由はさておき、ある瞬間から医師との確かなラポール（Rapport：医師と患者との信頼関係を意味する言葉。ラテン語を語源とする）を形成する模範的な患者になったその人は、仕事が終わると出勤簿にチェックするがごとく、酒場の代わりに会員制のジムへ行き、運動するようになっていった。ひと月分の薬を出せば、二～三か月後にようやく次の薬をもらいに来るようだった不規則な服薬習慣もすっかり改まり、処方された薬もきちんと飲むようになった。そうやって一年二年と過ごすうち、顔色がよくなって体形も改善された。毎度恐れていた健康診断も、自信を持って受けられるようになった。

「退職したら空港には近づくまいと思っていたんですけどね。先生の薬と小言をいただきに、たまには来ないとダメかもしれないなぁ」

「ふふっ。ご自宅の近くにも立派な先生はたくさんいるでしょう。通院はそちらで大丈夫ですよ」

ぼくは〝空港の卒業生たち〟へ、卒業証書の代わりに大事な診療記録や検査結果、処方せんを必ずまとめて渡すようにしている。それらは、今後その人の診察をする医師に向けた引き継ぎ書類兼伝言のようなものだからだ。診療依頼書形式で患者の特徴や診療時に参考になるであろう項目等を手書きでメモして挟むこともある。分厚い書類の束を受け取った〝卒業生〟は、すぐには出ていかず名残惜しそうに言葉を続ける。

「これからは時間もたっぷりあるし、薬がなくなったらまた空港鉄道に乗って旅行気分で遊びに来ますよ。二十年分の病歴なんて、新しい先生にいちいち説明できませんからね。ははっ！」

「ふふっ、それは確かにそうですね。それでは、いつまでもお元気で」

本気で彼の健康を祈りながら惜別の挨拶をする。若かりし日を過ごした職場を去ったあとの人生が必ずしも順風満帆とはいかないことは、ぼくも承知するところだ。彼も韓国にいる他の大黒柱たちと同じように、人生の第二幕を切り拓くべく努力を続けていくのだろう。診察室という限られた空間ではあったが、一人の人間同士として関係を築いてきた患者たちに伝えたい。空港の卒業生の皆さん、どこへ行ってもどうかお元気で！

あんなにいた島民たちは一体どこへ行ったのか

八年を超える大工事で海を埋め立て、二〇〇一年に仁川国際空港が開港するまで、永宗島は文字どおり島だった。今の若者たちにはディスコパンパン（月尾テーマパークにあるアトラクション。前後左右に大きく揺れる回転遊具で、若者に人気がある）で有名な月《ウォル》尾《ミ》島船着き場や、沿岸埠頭から一日たった数本しかない船に乗らなければたどり着けないような、仁川近海に無数に浮かぶ島々の中の一つ。

ぼくと永宗島の縁の始まりは高校時代にさかのぼる。当時仲の良かった友人が永宗島生まれ永宗島育ちの永宗島っ子だったのだ。その頃は島に高校がなかったから、彼は〝陸の大都市〟である仁川にいわゆる〝留学〟に来ていた。おかげでぼくは夏休みになると、月尾島から船に乗り、彼の家に数日泊まって島生活を送るという貴重な体験をすることができた。

彼のお母さんが作ってくれたハゼの煮つけが懐かしい。ぼこっと飛び出た目玉がこちらをにらんで見えるハゼの姿は、なんともグロテスクだ。そのため初めはどうにも箸が伸びず、もじもじしていたのだが、友人があまりにもおいしそうに食べるので勇気を出して口に入れてみたら、これがすっかりハマってしまい、三日間はご飯のお供にハゼばかり食べていた。ぼくにとっては、そういう幸せな思い出で満たされているのが永宗島だ。

友人の両親は潮の満ち引きに合わせて干潟へ行き、アサリやタコをとったり、家の近くで農作業をしたりしていた。そして仁川空港の工事が始まると、それまでの生業や住んでいた家と土地を手放しこそしたものの、慣れ親しんだ故郷からは離れられず、その後も永宗島に住み続けた。時々やってくる高齢の二人に対し、ぼくは必ず診察後、節くれだった無骨なその手をぎゅっと握るようにしている。たかが末息子の友達でしかないぼくを、一人前の医者として尊重し、タメロもきかないような思慮深い二人だ。ぼくから見れば今もなお二人は、おかずの心配をしながらぼくに山盛りご飯を差し出してくれた人生の大先輩だというのに――。実際、高校生だったぼくの目には、当時の永宗島の住民たちも大半はかなりの年配に見えていた。彼らは島で畑を耕し、魚をとって、干潟に入りながら汗水たらして暮らしていた。友人の両親である二人にしても、そうして四人の子どもを大学にまで入れた、働き者の韓国の父ちゃん母ちゃんだ。

ぼくが二〇〇五年に発令を受け、初めて空港医療センターでの診療を始めた頃は、好奇心と期待を抱きながら医療センターを訪ねてくる永宗島のお年寄りたちがたくさんいた。島内にも小さな病院はいくつかあったが、大学病院が運営する大規模な医療センターができたのは初めてだったから、地域住民たちの期待も大きかったという。医者が自分のもとを訪ねてくる患者のために尽力するのは当然のことだけれど、ぼくは中でも特におばあちゃんに肩入れしやすい傾向がある。きっと十六歳で母と死別し、道を踏み外しかねなかったぼくの学生時代を全力で支えてくれた祖母の影響だろう。当時は大学受験対策のため、正規の授業が終わったあとも、夜九時まで〝自習〟という名目で居残り勉強をしなければならなかった。いわゆる〝名門大学コース〟に選抜された数人に至っては、深夜十二時まで読書室に籠もって勉強したものだ。へとへとになって深夜に帰宅する孫を待ち、用意した夜食を与えて、おいしそうに食べる姿を見届け安心したあとで、ようやく布団に入っていた祖母。コーヒーが大好きなぼくのため、一度にスティックコーヒーを三袋も開けて、氷をたっぷり浮かした丼に溶いてくれた祖母の愛は、数十年経った今でもはっきりと覚えている。そんな祖母の愛と真心のおかげで、ぼくは青少年期を無事に終え、この社会の構成員としてまっとうに成長できた。

ぼくは祖母だけでなく、祖母のかかりつけ医だった先生からも、職業的に多大な影響を受けた。医学部に入学して以降、ぼくは祖母の愛と恩に少しでも報いようと、時間がある時は常に祖母の通院に付き添っていた。その際、未来の医師として、ぼくはキャリアのある現職医師がどんなふうに患者を迎え、診察するのか興味を持って観察していたし、かかりつけ医だった院長のほうも、ぼくを弟子とか後輩のように受け入れてくれていた。ちなみに、その院長も白髪交じりの年配者だった（あとで聞いたところによると、年齢的にはそれほど高齢ではなかったのだけれど……）。待合室の椅子に座って診察室に出入りする患者たちの表情と院長の態度をじっくり観察していたぼくの目に映ったのは、自ら待合室に赴いて、そっと患者の手を取り診察室に迎え入れる院長の姿だった。院長に手を引かれて診察室に入っていく祖母の顔はまるでシャイな少女のようだ。そして、そんな院長の患者に接する姿勢は、医師の道を歩み始めたばかりのぼくにとって、どんな高名な大学教授の姿よりも尊敬できるものだった。

たまたま院長と話をする機会があり、冗談半分でその理由を尋ねてみたことがある。

「特に理由なんてないさ。ただ、そうしたほうが腰も軽くなるかと思ってね。ははっ！　それに、ここに来る人は年配者がほとんどだ。年を取ると夫婦でも子どもでも、親しげに体に触れてくれる人がいなくなるんだよ。だけど、うちはそういう人たちのおかげで成り立ってる病院だ。だから、こうして手を取ることで感謝の気持ちを伝えてるわけさ」

思わず感服してしまう回答だった。豪快に笑う院長の雄姿が、今もありありと目に浮かぶ。彼の患者に対する深い愛情と心配りは、今でもぼくが医師として進む道の光となっている。

ぼくももう二十余年のキャリアを持つ中堅医師になったが、今も少し高齢な患者が来れば席を立って丁重に挨拶し、椅子まで案内する習慣がある。さすがに待合室までは迎えに行けないけれど、高齢患者に対するこうしたぼくの姿勢が、島民たちの中にあった、大学病院の医師に対するお堅くて権威的なイメージを多少なりとも新鮮で好意的なものに変えたのだろうか。診療に来る度に、その日の朝に干潟でとれたと思われる貝や新鮮な海産物を袋に詰めて持ってきてくれるおばあさんや、有機栽培したお米を持って帰れと渡してくれるおじいさん、今ではほとんど見られなくなった塩田で、額に汗しながら夏に作ったダイヤのごとき貴重な塩を小袋に詰めてスタッフたちに持たせてくれる老夫婦までいたくらいだ。ぼくが大いに感謝を伝えると、深いしわの刻まれた小麦色の顔に満面の笑みを浮かべてくれた彼らの笑い声が耳によみがえってくる。こうした小さな心配りとお土産をスタッフみんなで分け合う喜びは、そうそう得られるものではないだろう。

最新式の設備がそろった仁川国際空港と、その中に作られた医療センター。その外観には似合わないかもしれないが、まるで田舎の分院のような診察室での島民との交流は、緊急事態に備えて常に緊張を強いられながら、初見の患者のあらゆる医学的問題を解決しなければならないぼくにとって、ささやかな休息と安息の時間だった。

仁川国際空港は開発を重ねて、どんどん規模を拡大してきている。第一ターミナルに続いて第二ターミナルが開港し、滑走路も増設されるなど、世界のハブ空港へと飛躍するための努力が現在進行形で続いている状態だ。だが一方で、ぼくの診察室を訪ねてくる島民のおじいさん、おばあさんたちの数は年を追うごとに歴然と減ってきた。よその地域へ引っ越した可能性もあるし、病院を替えた可能性もある。知らぬ間に寿命が尽きて亡くなったということもあるかもしれない。彼らとの思い出に浸る度、ぼくは願ってしまう。今どこに住んでいようとも、みんなどうか健康で幸せに、天寿を全うしてくれますようにと――。

パンデミック当時の空港模様

空港から人々が消えた。まるでSF映画で描かれる、第三次世界大戦や感染症が猛威を振るう暗黒の未来の風景のようだ。コロナウイルスという前代未聞の感染症が全世界を恐怖に陥れた二〇二〇年からごく最近までの光景である。

一日あたり十万人以上の出入国者と訪問客、数万人もの航空従事者でにぎわっていた仁川空港は、パンデミックの衝撃を正面からもろに受けた。空いているスペースを探して駐車場内をぐるぐる回っていた頃の記憶などすっかり薄れてしまったし、いつ行っても満席で列に並ばなければ入店できなかったレストラン街からは、一つ二つと明かりが消えた。医療センターも同様だ。毎日健診と外来の患者で終日ごった返していた待合室が、あんなにも広く、がらんとして見えたのは開院して以来初めてのことだった。

少しでも熱があったり、咳などの呼吸器症状を発症したりしていると、一般病院で診察が受けられなくなり、保健所や病院内に臨時で設置されたコロナ検査所へ行き、ハラハラしながら検査結果を待たなければならない。最初のうちは忙しい診療業務から少し解放された気がして、ずっと読めずにいた本を取り出し目を通してみたり、不足していた最新医学情報をネットで調べて勉強してみたりと、ある意味では贅沢な時間を過ごしていたのだが、そうしたつかの間の幸せもコロナ禍が長期化してくると、不安や焦りに変わっていった。

そんなある日のことである。医療センターに突然、長蛇の列ができ始めた。まるでＳＮＳで話題の人気店や観光名所に客が殺到するかのようだ。けれど、どこか様子が変だった。行列に並んでいるのは皆、引っ越しでもするのかと思うほど、大量の荷物を抱えた東南アジア系の外国人ばかり。彼らは体調が悪くて訪ねてきた患者ではなく、大多数はコロナの余波で職を失ったり、感染におびえたりして帰国を急ぐ外国人労働者たちだった。韓国内で違法業者に勤めていて逮捕され、強制出国命令を受けて、出入国管理事務所の職員たちによる、ものものしい警戒の中で手錠をしたままやってくる者たちもかなりいた。万が一の事態に備え、診察中も手錠は外せない。医者からすると診察室で手錠をかけた患者を診るなんて、どうにも落ち着かないのだが、しかたがなかった。

普段からニュースを通して韓国に不法滞在する外国人が多いことは知っていたけれど、連日長蛇の列を成す彼らの応対を実際に経験して、その事実にようやく実感が湧いた。彼らは母国行きの飛行機に乗るのさえ一苦労だった。航空会社が一切の例外なく、乗客にはコロナにかかっていないことを証明する書類を持参させるという方針を掲げたからだ。彼らはそれで空港医療センターに来ているわけなのだが、なにせまだコロナウイルスの感染有無を確認する抗原検査やＰＣ

R検査が導入される前のことだ。当時は医者であるぼく自身も、彼らの感染有無を確認する手立てを何も持っていない状態だった。航空会社と協議の末、ひとまず三十七・四度以上の発熱の有無に加えて、倦怠感や喉の痛み、咳などの呼吸器症状の有無を確認し、それらを基準に搭乗可否を判定することになった。今になって振り返ると、あまりにも単純な判定方法に開いた口が塞がらないが、その頃は他に判別のしようがなかったのだ。マスクを外せば大惨事になるとでもいわんばかりの雰囲気の中、ぼくたち医療スタッフは、医療用マスクにゴーグル、ラテックスの手袋、使い捨てのガウンという重装備で一人一人診察しては診断書を作成する日々を続けた。少ない時は一日百人程度、多い日は三百人以上もの外国人を診察し、一日の中でも何十回と手指の消毒をして、汗でびっしょりになったガウンを着替えていると、医療スタッフたちもだんだんと疲弊し始める。ぼくは韓国に、こんなにも多くの東南アジア系労働者がいるとは夢にも思っていなかった。毎日引きも切らずにやってきては健康状態を確認し、診断書を受け取って帰国の途につくコロナ難民の行列は、何か月もの間、途絶えることがなかった。

それでも、市中でコロナの診察をする医療スタッフたちの苦労や、彼らの感染等を報じるニュースを聞いていたぼくたちは、誰一人として現状に不平や不満は口にしなかった。当時は、自分たちやその家族だけは、コロナにかからず安全に過ごせるようにという小さな願いさえ贅沢に思えるほど延々と続く苦難に耐えるしかなかったのだ。

だが人類は偉大だった。歴史上、ウイルスとの闘いで人間が完全勝利したのはたったの一回だけというけれど（WHOが公式に撲滅宣言したのは天然痘のみ）、世界規模の協力と努力によって抗原検査やPCR検査が続々と導入され、コロナの予防ワクチンが作られた。感染者に対する迅速な隔離措置や治療薬の供給といった対応システムも整った。人類の努力と不屈の精神は、未曽有のパンデミックでも光り輝いたのだ。

本書を執筆している今、韓国はパンデミックが収束し、人々は日常を取り戻しつつある。もちろん今も感染者は次から次へと発生しているけれど、日常を脅かされるほどではない。とはいえ、同じ失敗や迷走を繰り返さないためにも、今回の件に関する評価と対策は迅速かつ慎重に行うべきだろう。

知人の家族にもコロナで亡くなった人はたくさんいる。実に心が痛む現実だ。この場を借りて、改めて彼らの冥福を祈ろうと思う。それに加えてこの数年間、コロナの第一線で闘ってきた全ての関係者に、〝現代の英雄〟という称号を送りたい。

〝善きサマリア人〟のために

久々にグアムでの家族旅行を終え、現地時刻深夜一時過ぎに乗った帰りの飛行機。旅の疲れがたまっていたぼくは、すぐに深い眠りについた。それからどれくらい経っただろうか。耳元で聞こえるささやき声に驚いて目を覚ました。

「お休みのところ申し訳ないんですが……」

夢か何かかと思ったが違った。ある乗務員が、ぼくを起こしていたのだ。

「客室に具合の悪いお客様がいらっしゃいまして。機内放送を入れようかとも思ったのですが、皆さんお休みになっている時間ですし、ちょうど院長先生も乗っていらしたので、直接お願いに参りました」

面識のない乗務員だったのだが、向こうはぼくが空港医療センターの院長であることを知っているらしい。いずれにしても目は覚めてしまったし、医者である以上、乗務員の要請を断る理由もない。

乗務員の案内に従って足音を殺し、寝静まった乗客たちの間を歩いていく。すると客室の片隅に、うずくまって苦しげなうめき声を漏らす若い女性の姿が見えた。旅を終えていざ帰国というところで突然始まった腹痛が、だんだんひどくなってきたそうだ。こういう時、何より重要なのは痛みが出ている場所の確認である。診察可能な空間（乗務員が機内食を用意するスペースが比較的使いやすい）を確保し、毛布で患者を寝かすスペースを作ったぼくは診察を開始した。幸い、一刻を争うほどの状態ではなく、持病の胃炎が再発・悪化しただけらしい。ぼくは機内に常備された薬のうち、効果がありそうな注射を彼女に打つと、腹部に使い捨てカイロを置いて広い席に移してやり、そのまま静かに休ませてやった。三十分ほどして我慢できる程度まで痛みが治まった彼女は、自分の足で無事に飛行機を降りていった。彼女から感謝の言葉をもらったぼくも、サムズアップする乗務員たちに見送られながら、軽い足取りで到着ゲートへ向かった。だが、このように機内で急患が発生した場合、そこでの処置は必ずしもハッピーエンドにはつながらないものだ。

少し前に、地方のとある病院の医師から、機内での救急対応に関する行動規範と、万一の場合の法的責任に関する講演を頼まれた。依頼の発端は、その病院の所属医師が、モンゴルで開かれた学会に参加した際、帰国の便で経験した出来事だったという。当時、機内には直ちに心臓マッサージを必要とする心肺停止の乗客がいたそうだ。医師を探す機内放送を聞いたその内科医はためらうことなく立ち上がり、仲間の医師たちと協力して、額に汗を浮かべながら心臓マッサージを施した。だが結果として、その乗客が息を吹き返すことはなかった。全力を尽くした医師たちは当然、肩を落として隠しきれないむなしさを覚えたという。ところが、あとでふと一つの疑問も湧いてきたそうだ。ニュースでは時々、人助けという善行が美談として伝えられることもあるけれど、よかれと思ってしたことが、かえってあらゆる訴訟の種となり、あろうことか何年にもわたって苦痛にさいなまれる事態に発展するケースも見られる。そのため、彼らは一抹の不安を抱いたとのことだった。

ぼくはまず、航空機内に常備されている薬や医療装備を紹介することから話を始め、最後に現在韓国国内で適用されている応急処置に関する法律について説明した。一般的に〝善きサマリア人の法〟として知られる「119救助及び救急に関する法律」だ。これは聖書に登場する、見知らぬ他人を助けたサマリア人の行いをイエスが称えたエピソードに由来する法的概念で、概要としては、見知らぬ他人であっても、命の危機に瀕していたら助けるべきという社会的雰囲気を形成するため、助けた相手が意図せず不幸な結末を迎えたとしても、救護者は情状酌量または免責措置を受けられるというものである。

ここでもう少し詳しく、この法律を見ていくことにしよう。

119救助及び救急に関する法律　第五の二

生命の危機にある者に救急医療または応急処置を施すことで生じた財産上の損害および

死傷について、故意または重大な過失がない場合は、行為者に民事責任と傷害に対する刑事責任が科されることはなく、死亡に対する刑事責任も減免される。

この法律は一般市民の応急処置に対する不安を取り除くために発議されたもので、その意味は大きいが、今なお問題点も含んでいる。善きサマリア人の法の免責条項を基に応急処置をして、犯罪行為により処罰された事例はほとんどないけれど、嫌疑がないことを立証すべく警察署へ自ら出向いて、法的な攻防戦を繰り広げること自体が心的、金銭的、時間的損失につながっているからだ。幸いにもこうした問題点を継続的に補完して、現実に見合ったかたちで法を変えようという動きもある。この社会にいる善きサマリア人たちを保護するための、より具体的な補完法が新たに生まれることを期待するところだ。

もちろん、いつ何時であろうと医師や救護者を求める切実な声が聞こえれば、ぼくの体はこうした法など思い出す間もなく反射的に動くに違いない。なぜなら、ぼくは医者だから。いや、それ以前に成熟した市民社会の一員だからである。

咲けよ野花

ぼくの妻は花が好きだ。ぼくたちは青春真っ盛りの十九歳で出会って飲み友達（韓国では数え年の二十歳から飲酒可能で、日本の年齢で考えると十九歳からお酒が飲める）からスタートし、九年に及ぶ紆余曲折の交際期間を経て結婚したから、気付けばもう三十五年間、友として、またパートナーとして付き合ってきたことになる。交際中、不思議だったのは、妻が道中で不意に見かける花々の名前に詳しかったことだ。同じ年に生まれ、同じような小中高時代を経て大学生になったはずなのに、勉強と運動だけを趣味・特技としていたぼくに分かる花は片手で収まる程度。対して彼女は道に咲くあらゆる花の名を一つ一つそらんじて、その美しさに感動していたのだった。現在のようにスマホで撮った写真を、その場ですぐに検索できるような時代ではなかったというのに、である。彼女は植物図鑑を見て、花の名前と花言葉を覚えていけば、いつしか花というものに愛着が湧いてくると言っていた。

お金がなかった青年時代、何の色気もない包装紙や新聞紙にくるんでプレゼントした数本のバラの花にも、とても幸せそうな笑顔を浮かべられる彼女の姿は、ぼくの目に魅力的に映った。そのせいだろうか。中年になった今も、ぼくはあえて記念日でも何でもない日に、時折ふらっと花を買っては家に持ち帰っている。そうすると妻が満面の笑みで鼻唄をうたいながら、それをきれいに花瓶に生けてくれるからだ。なんとも愛しい後ろ姿である。

正直なところ、若かりし日のぼくは別に花が好きではなかった。ほんの一瞬だけ華麗に咲いて、豊かな香りと美を誇ったかと思えば、すぐに枯れてしまう花というものの特徴を、あまり快く思えなかったからだろう。そんなぼくも今では、花に囲まれた庭を散策する度に、心の安定と小さな幸せを感じるようになっている。年を取ると花に惹かれるようになるというけれど、本当にそのとおりだ。ちょうど仁川空港には、あまり世間に知られていない秘密の花園が至るところに点在している。文字どおり〝シークレット・ガーデン〟だ。

仁川空港は最初から、飛び立つ飛行機をモチーフに設計されたそうだ。両翼にあたる場所にはターミナルが延びていて、操縦席の辺りには、ターミナルと空港鉄道をつなぐ交通センターが横たわっている。乗客にほとんど知られていない野外庭園があるのは、まさにその東西に延びる翼と頭の間辺りだ。名付けて〝韓国の野草庭園〟。二百メートル程度のひっそりとした小道の両脇に、韓国の野山に咲く野生の花々が植えられており、プレートも立てられている。そよ風に挨拶でもするように、ゆらゆら揺れる花々を一輪一輪愛でながら散策していると、いつの間にか診察室や空港を抜け出し、小旅行に来ているような錯覚に陥るほどだ。

診療で疲れた心身を引き連れて、美しく咲きほこる野花の間を散策する。一つ一つの名前と特徴を目と心に刻んでいくと、いつの間にか新たな力が湧いてくるものだ。ガウラ、チカラシバ、ワスレナグサ、ホソバヒメトラノオ、なでしこ、スズラン、ツガルミセバヤ、オオチダケサシ、ヤマオダマキ、キキョウ……。韓国の野山や丘、小道にひっそりと咲く色とりどりのかわいい野草や野花が、それぞれ名前を持ってぼくの目に入ってくる。その名の由来を見るのも一興だ。特に〝鹿のおしっこ〟という韓国名を持つ〝オオチダケサシ〟という花は、名前からして興味をそそられる。プレートには、根っ子から鹿のおしっこの臭いがするのでその名が付いたと書かれていた。できることなら、こっそり根を掘って、鹿のおしっこの臭いがどんなものか確認してみたいところだが、さすがに実行できていない。

空港における鳥の存在は、実に危険で厄介なものだ。特に滑走路周辺にいる鳥たちは、飛行機の運航に関わる大きなリスク要因になることから、空港安全チームがいろいろな方法で追い払っている。けれど、この小さな庭園にやってきては飛び立っていく名も知れぬ鳥たちは、秘密の庭園のうれしい訪問客であり、どうしても外せない華の一つだ。移ろいゆく庭園の景色から、季節の変化を実感することもある。自宅マンションの地下駐車場を出て、空港の地下駐車場に入り、地下一階にある医療センターで終日診察していると、雨が降ろうが雪が降ろうが外の変化に気付かぬまま時間が経ってしまうことも多い。だから始業前と昼食後には、無理にでもこの小さな庭園へ出向いて、季節の変化と時の流れを体感したくなるのだ。朝、出勤と同時に始まる心の緊張と興奮を静め、脳から分泌される幸福ホルモンのセロトニンで自分の体が満たされるようにと願う。午後からもひっきりなしにやってくる、ありとあらゆる患者たちが、多少なりとも明るく元

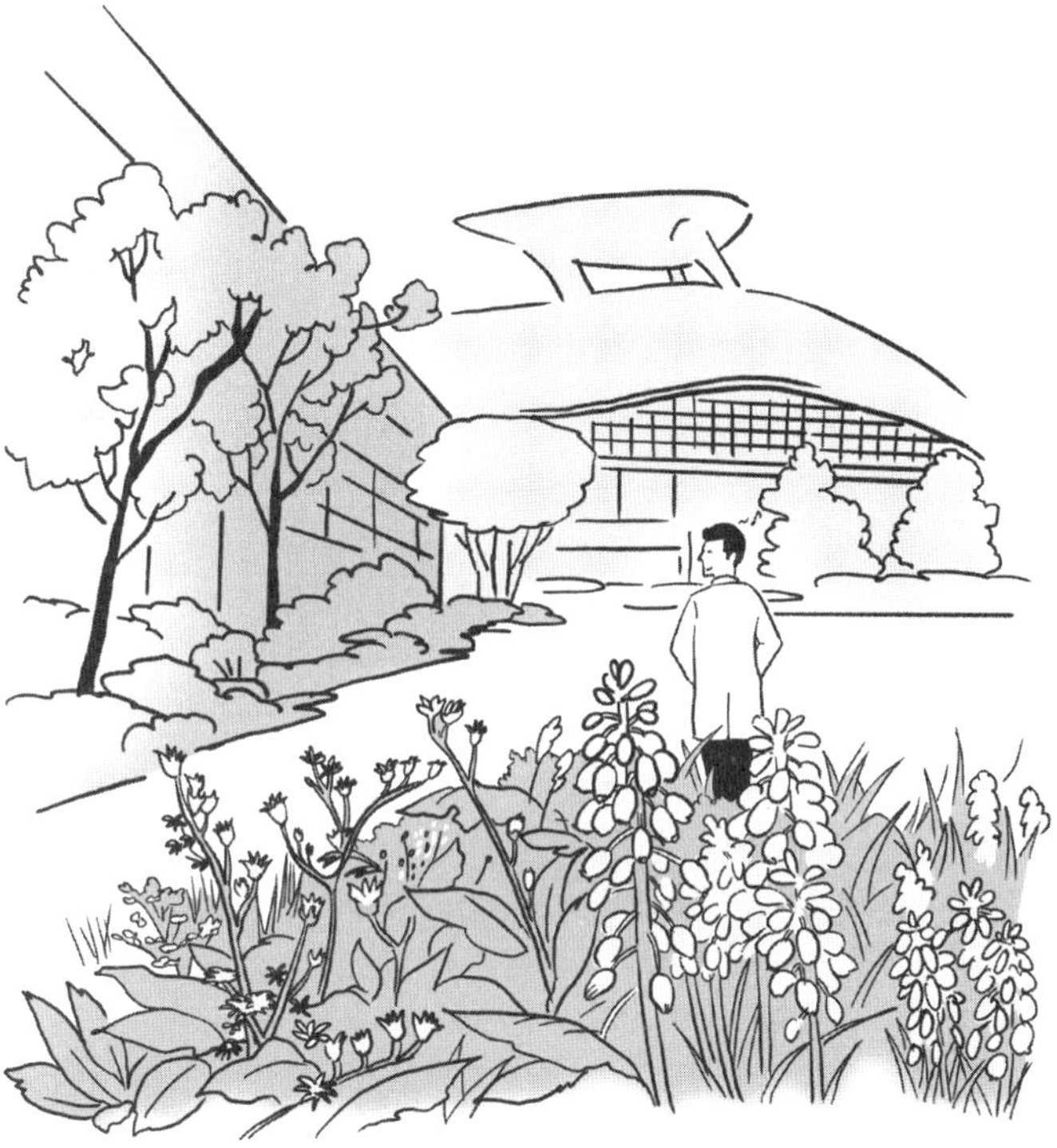

気な医者に出会うことができたなら、それはきっとこの野草庭園のおかげだろう。

咲けよ野花：十九歳の大学生だった頃、タイトルだけを見て甘美なエッセイと勘違いし、読んだ長編大河小説のタイトル。

〝空港ドクター〟の英語恐怖症

人はぼくを、英語がデキる人間だと思っている。実をいうと、ぼく自身もそう勘違いして生きてきた。中学から高校まで勉強に関しては終始一貫、学年で五本の指に入るのはもちろんのこと、とりわけ英国数に関しては完璧でなければ入れないといわれる医学部に入学し、六年にも及ぶ長い大学生活を終えて卒業するためには、英語だらけの教科書を丸暗記するくらいでなければならなかったのだから当然だ。卒業後に迎えた数年間のレジデント時代には、大量の英語論文を読み解いて、プレゼン資料も作らなければならなかった。おまけに赴任先は国際空港にある医療センターで、毎日多くの外国人を相手にしているのだから、そう思われるのも無理はない。だが、ぼくは英語が苦手だ。受付窓口に外国人の患者が来ると〝英語恐怖症〟を発症する。もちろん、会話以外の面ではあまり困ることはない。単語もたくさん知っているし、高三の娘が持ってくる長文問題だってスラスラ読める。けれど、そこまでだ。外国人が発する言葉をすぐに理解するのは至難の業である。

ぼくの英会話力不足は、ぼくが中学・高校に通っていた一九八〇年代における英語教育の弊害だと無理やり自分を慰めてみる。当時の英語教育は、単語と熟語を暗記して文法を覚え、長文をどれだけ早く理解して、設問に答えるかが重視されていた。リスニングやスピーキングの力はこれに付随するおまけのような扱いだったのだ。

果たして、そんなぼくの英語力は、赴任早々露呈した。診察室では、スムーズな意思疎通が図れないことをもどかしがる外国人患者のがっかりした顔を見ることが多かったし、診察にオンライン翻訳ツールや、各種ボディーランゲージを動員しなければならない日々が続いた。患者の言葉が聞き取れないからといって適当に診察するわけにもいかないから、彼らの診察には、やたらと時間がかかる。すると、ぼくの中の外国人患者に対する恐怖心もどんどん増していった。待合室に外国人がいると診察前から心臓がバクバクして、額にはポツポツと汗が浮かび、唇がカサカサに乾いてくる。けれど、恥というものは新たなスタートへの原動力になるというではないか！このままではいけないと思ったぼくは、足りない英語力を補おうと決意した。

毎朝、仁川大橋を渡る通勤中のぼくの車は、耳で聞いた英語をまねして口にするぼくの声で満たされる。二十年前、自分自身に誓った「毎朝、出勤前に英語の文章を五つ聞いて、まねして、暗記する」という確約を守るためだ。ぼくのスマホには、各シチュエーション別に英文を教えてくれるアプリと動画が保存されている。バス通勤していた頃はＭＰ３プレーヤーに英会話を録音し、イヤホンでリスニングの特訓もしていたのだが、バスに乗って席に着き、イヤホンを耳に挿すと五分も経たずに眠りこけてしまうため、ちっとも前進しなかった。だが今は自らが運転する車の中で大音量の英文を流し、シャドウイングの練習を行っている。基本的には診察室で使う表現をスムーズに使いこなすのが目標だから、かつて高視聴率を記録したアメリカのドラマ「ER緊急救命室」内で救急センターの医師たちが話していたフレーズを録音し、後について言う練習や、アメリカの映画を字幕なしで観る訓練など、さまざまな方法を実践しているところだ。時には、空港で出くわした外国人にわざと英語で話しかけ、道案内をしてみることもある。

こうしたぼくの、ささやかながらも粘り強い学習法の歴史は長い。ぼくは子どもの頃、優等生とはいわれていたが、頭脳明晰とか勉強が好きというタイプではなかった。今でもぼくが熱心に取り組んだり、得意としたりしているものをよくよくひもとけば、その根底には称賛と承認欲求という大きな原動力があるように思う。ぼくの記憶では、初めてそうした承認欲求が発現したのは小学二年生の時だった。幼い少年の目から見て、天使のように美しかった担任の先生にすっかり熱を上げていたぼくは、先生の心をつかむべく不断の努力を重ねていた。先生が何か質問すれば、パッと手を挙げ「はい、はい！」と懸命に声を上げるのはもちろんのこと、先生に見えなかったら大変とばかりに、椅子を蹴飛ばし立ち上がってしまうこともあったくらいだ。翌日に質問される内容が気になって予習というものに手を付けるようになったのもこの頃である。そんな姿がかわいらしく感心するに足るものと判断されたのだろうか。その年、ぼくは初めて学級委員に任命されて、この上ない達成感を味わった。それ以降の学生生活は、そうした他者からの承認と達成感を得るための努力の積み重ねだったように思う。

英語恐怖症を克服するためのぼくの努力は、テストに出る文章を正確に理解して正解を導き出すための勉強ではない。ぼくが日常的に接している外国人患者たちの診察をより的確なものにして、言葉の壁のせいで起こり得る誤診を防ぐためのものだ。だから、ぼくの勉強は実情に沿った実践的なものでなければならない。リーディングやライティングの範疇から離れ、相手の話をきちんと聞き取り、自分の意見を分かりやすく伝える会話力の領域だ。

赴任から約二十年経った二〇二三年現在、近頃は英語恐怖症を少し克服してきたように思う。もちろん母国語である韓国語を使った診療に比べれば、相変わらず何倍ものエネルギーを消費している気がするけれど（頭の中で韓国語を英語に翻訳してから口に出さなければならないので、脳への負担がとんでもなく大きい！）、二十年前とは違って、脂汗でおでこがテカテカするような緊張感は味わわずに済んでいる。こちらが穏やかな気持ちで話すように意識すれば、慣れない異国の病院でガチガチに緊張している外国人患者も多少は気持ちを緩めて、ぼくにも聞き取りやすいスピードで話してくれるようになる。

空港で外国人患者の診察をする最後の日まで、ぼくの英語学習は続くだろう。診察室の外でも助けを必要とする外国人を見かけたら、また来韓したいという気にさせるほど親切かつスマートにサポートし、いつか孫たちと海外旅行へ出掛ける際には、慣れない外国のレストランでも家族一人一人の味覚に合わせて細部まで気の利いたメニュー選びができるくらい英語を自在に操れるステキなおじいちゃんになるのが今の夢だ。

出不精と室内トラベラー

ぼくは、あまり旅行が好きではない。子どもたちが小さい頃は、彼らが自然の中で思いきり走り回る姿を眺めながら、同行した友人たちとバーベキューパーティーをするのが楽しくて度々キャンプに行っていたのだが、その都度テントの存在に難儀していた。兵役時代、三角形のソロテントはまだいいとして、旧式の軍用テントを張る作業をそれこそ苦行のように感じていたぼくだから、除隊してもう随分経つ今もテントを張る作業が好きではないのだ。最新型のワンタッチテントも買ってはみたけれど、四方が閉鎖されたテントで家族四人がひしめき合って寝るのは、決して心地よいものではない。朝起きた時に、冬眠明けの熊よろしく、もぞもぞと体を動かして痛む節々をストレッチするのも愉快なこととはいえなかった。

代替案として選んだペンションやホテルの真っ白なベッドに体を預けても、我が家のリビングの安心感やぬくもりとは比べものにならないし、ネットで話題の名店を訪ね、長時間列に並んでいざ名物を口にしても、地元にある行きつけのさびれた店のほうが落ち着くし口に合うなと思うことが多かった。その上、異国情緒あふれる景色や雰囲気にも大して惹かれることがなく、三十年来の親友からの誘いにも全くなびかず家に籠もってばかりいたものだから、今では誰からも旅に誘われない。典型的な出不精だ。

妻もぼくと同じタイプ——いや、ぼくよりもっとひどいだろう。なにしろ一度として、ここへ行こうと言いだしたことがないのだから——。知り合いの中には、本人は旅嫌いなのに奥さんに押されてしぶしぶ出掛けてはストレスがたまると愚痴をこぼしている人もいるけれど、ぼくたち夫婦は同じタイプだから、旅に対するストレスがなくてありがたい。

空港医療センターに勤めていると、海外旅行へ出掛ける際にはきっと航空会社や旅行会社から優遇されるのだろうと誤解されることが多いのだが、実際にはそんなことは一切ない。ぼくたちも普通の人たちと同じようにチケットを予約して列に並び、手続きをする必要があるのだ。ちなみに、そうした手続きの数々があまり好きではないという点も、ぼくが海外へ出掛けない理由の一つになっている気がする。だが職業柄、海外へ出掛ける乗客たちのさまざまな質問に、できるかぎり誠実に答えなければという使命感は常にある。旅先で流行している病気や、注意すべき病気に関する情報がメインになるが、せっかくなら少しでも多彩な情報を提供したいという気持ちや、自分では行けない世界の国々について頭の中の知識だけでも増やしたいという気持ちはいつも持っている。

こうして出不精を自認するぼくでも、ゆったりと椅子に座ったまま世界中を旅する方法が一つある。それは、ぼくの代わりに旅に出て、現地の文物を紹介してくれる番組を観ることだ。ぼ

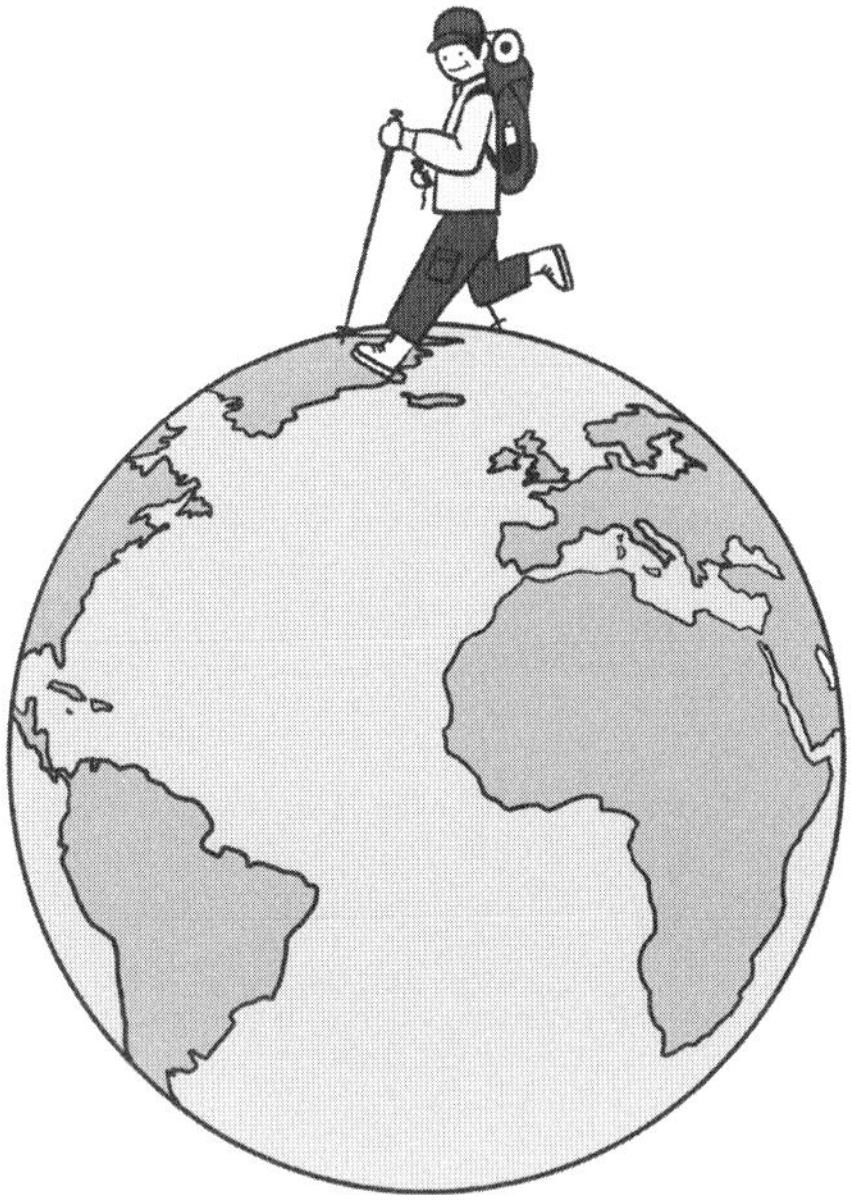

くは「歩いて世界の中へ」と、「世界テーマ紀行」という二つの番組のファンだ。もちろん、最近は芸能人を前面に出して、異国の食べ物や見どころを紹介するバラエティー番組も続々と放映されているけれど、そういう類の番組は、ぼくからするとあまり魅力的ではない。ぼくの代わりに世界の隅々まで見て回り、現地の人たちに直接会って、彼らが住む家や日常的に食べているもの、文化やそこに出てくる人たちの人生を紹介する番組こそが、ぼくの求める条件を満たす番組だからだ（実はぼくもマイカーで行く国内旅行は大好きだ。知らない場所を訪ねる際は、いつも地元の人たちがよく行く市場や

食堂などに足を運ぶようにしている。観光客が一律に訪ねる小ぎれいなスポットや、ネット上で喧伝されている有名店はどうもぼくの好みに合わないからだ）。そして、そうした現地の人たちの生活や人生を本質的に探っている番組は、前述した二番組だけではないかと思っている。インターネットでいろいろな国の首都や言語、気候条件、人口構成、国の起源、特徴的な文化などについて勉強し、隙あらば身近な人たち相手に講釈を垂れるがごとく語っていたら、いつの間にか自分でもあちこち巡ってきたかのような顔ができるほどに知識がついた。

空港医療センターの受付窓口の右側壁面には、大きな世界地図が貼られている。国際診療ができることを暗に示すためのものだ。けれど、ぼくにとってその地図は、頭の中の空想旅行につながる関所のような役割も果たしている。どこを指してもその国の名前や首都、人口構成、簡単な歴史くらいは言える自信がある。だが、きっと誰も知らないはずだ。ぼくの外国に関する知識のほとんどが、本やテレビ、インターネットの情報をまとめて作り上げた、仮想体験の結晶であるということは――。それもまた面白いところである。〝室内トラベラー〟であるぼくも「歩いて世界の中へ」行きたいという夢は持っている。いつかぼくも地図の中にあるいくつかの場所には直接足を延ばし、その場所の風景や空気を感じてみたい。

東西の文明がぶつかり合い、それに伴って都市名もビュザンティオンからコンスタンティノープル、イスタンブールへと変わったトルコのかつての首都へ出向いてアヤソフィアの高くそびえる尖塔をこの目で見てみたい。ぼくが大好きな黄金色のラガービールの元祖と称されるピルスナービールの醸造場を訪ねに、チェコのプルゼニへ向かって、数百年前の修道士たちが暗い洞窟の中で祈るように造った人類初のラガービールも飲んでみたい。モルトウイスキーの本場スコットランドでは、小さな丘の間を流れる小川を散策しながら、そこかしこに建てられた醸造場を訪ね歩けたらと思う。戦争と貧困を後にして、夢と希望を胸に大西洋を渡った移民たちを迎えた、アメリカンドリームの象徴である自由の女神像に上ったら、目前に広がるマンハッタンの摩天楼を見つめ、当時の移民たちの悲しみや希望に思いを馳せてみたいところだ。それでも、今はただ頭の中でそれらを夢みるだけである。診察室で出くわす旅行客に対しても、自分は夢多き室内トラベラーなのだと、照れながら告白するにとどめておく。

「見返りをくれって？　命は助けてやるよ」

「結構長くお世話になってますけど、先生って昔から年を取らないですよね。何か運動でもなさってるんですか？」

三十代半ばで空港に赴任して以来、診察を通して親交を深めてきたある職員が、朝かられしいお世辞を言ってくれた。

「何をおっしゃいますか。ぼくだって、すっかり年を取りましたよ。だいぶ前から老眼で目も見えにくくなってきてますし。今なんか老眼鏡をかけないと本も読めないくらいですから」

そんなふうに謙遜しながらも、思わずにやりと口角が上がる。

「でもここだけの話、実は海外から〝いい防腐剤〟を仕入れてましてね。それを飲んでいるんですよ」

「防腐剤ですか？　ははははっ！」

そうやってお世辞と冗談を言い合いながら、その人の診察は楽しく終わった。

ぼくは運動がすこぶる好きだ。年齢の割にたくましく整った体をキープできているのも、体力勝負の空港診療と家庭生活をバテずに続けていられるのも、規則的な運動習慣のおかげだと思っている。周りからは運動中毒ではないかと言われるけれど、〝中毒〟には〝薬物中毒〟のようなネガティブなイメージがあるから、承服しかねるところだ。そこでぼくは、オブラートに包んで〝運動依存症〟くらいかなと答えるようにしている。

ぼくは毎朝六時前に起床する。そして一杯の白湯で朝が来たことを体に知らせたら、家の近所にある体育館へバドミントンをしに出掛ける。もう十五年も続けている習慣だ。体育館での運動は、雨が降ろうが雪が降ろうが天候に左右されずに続けられるというメリットがある。超初心者の頃からこつこつとレッスンを受け練習に励んできた結果、今ではサークルメンバーの中でもトップクラスの腕前になったと自負するところだ。所属する仁川市バドミントン協会では最上位であるAクラスに入っているし、協会内では名の知れたバドミントンマニアで、大会での優勝経験もある。

バドミントンを始めたきっかけは、長年の友人からの誘いだった。四十歳くらいの頃、ちょうど中年に差しかかっていたぼくは、若かりし頃の強じんな肉体を失って、まるで臨月の妊婦のようにドンと腹の出た腹部肥満者として、毎日バテバテな日々を送っていた。疲れた体を引きずって家に帰っては、就寝前のビールと夜食の誘惑に負ける日々。週末を迎えれば、終日ベッドでごろごろ過ごすだけなのに、たまりにたまった慢性疲労からは抜け出せないという状況だった。階段を上ろうものならゼェゼェと息が切れる虚弱体質に成り下がり、ぽっこりお腹の中年おじさんコースまっしぐらだ。そんな時、ある友人がバドミントンをやらないかと誘ってきた。彼はすでに専門のコーチについてレッスンを受けているという。

「おいおい、どこの世界に金を払ってバドミントンを習うやつがいるんだよ。そんなの誰だってできるだろ」

今思い返すと実に愚かで恥ずかしい発言だが、正直なところ、当時のぼくにとってバドミントンというスポーツは、お年寄りたちが集まって穏やかに楽しむ簡単な運動とか、スリッパのまま家の前の路地でやるお遊びという認識だった。

ところが友人に連れられて行ったバドミントンの体育館には、それこそ〝新しき世界〟が広がっていた。ぼくと同じくらいの中年男性から、かなり年上に見える年配者まで、朝も早くから幅広い年齢層の人たちがひしめき合っていたのだ。特に印象的だったのは、誰もが派手なウェアと専用のシューズ、ラケットで武装して、滝のような汗をかきながらも幸せそうな顔でコートをところ狭しと駆け回っている姿。至るところで上がった歓声と拍手、笑い声が早朝の体育館の高い天井にこだましている。そこで見たバドミントンは、ぼくの認識の中にあった単なるお遊びとは別物だった。

ぼくは学生時代から、あらゆるスポーツに取り組んで、どれも器用にこなしていた。だからバドミントンくらい習わなくても一瞬で上達できるという根拠のない自信に満ちていた。だが、七十歳を超える年配者の華麗なテクニックの前では、運動神経も、少しばかりの若さも全く役に立たない。まともな打ち合いもできぬままコートに倒れ込み、肩で息をすることしかできなかった。このままでは体力も実力も、まったくもって上がる気配がない。そこで、ついにバカにしていたレッスンを受けてみることにした。コーチが向かいのコートから打ってくるシャトルを、ひたすら打ち返すレッスンの過酷さは、始めた当初、文字どおり地獄のように感じられた。今にも倒れて死にそうだと訴えるぼくに、コーチは笑いながら、こんな慰め（？）の言葉をかけた。

「大丈夫ですよ。レッスンのせいで死んだなんて会員さんは今まで一人もいませんから」

まずは体力不足をなんとか補おうと近所のジムに登録し、仕事帰りに有酸素運動とウェイトトレーニングを行うようになった。そうやって毎日を過ごしていたら、自分でも気付かぬうちに少しずつ体が変化し始めた。それからどれくらい経っただろうか。ある日の朝、七十九キロを指す体重計を見たぼくは、自分の目を疑った。あと少しで三桁の大台に手が届く、九十五キロま

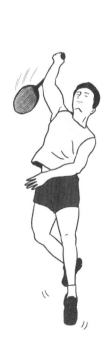

で迫っていたぼくの体重が大きく減っていたからだ。浮き輪のように腹を囲んでいた脂肪の塊もすっかり消えてなくなっていた。それ以降、現在までぼくは七十七〜七十八キロの体重と、バランスの取れた筋肉質な体をキープしている。

一次的に体重を減らすことなら誰にでもできるけれど、減らした体重をキープしようと思えばそれ以上に努力が必要だ。一週間分のストレスを発散したい欲求を抑えきれず、週末に飲み食いしてしまったビールと高カロリーのおつまみのせいで、翌朝一〜二キロ増えた目盛りを見ては自責の念に駆られたこともある。

けれど、ぼくは医者であり自称運動マニアだ。体のメンテナンスとは、単に体重を維持することだけではない。運動とは、年齢に伴い衰えていく肉体のせいで萎縮しそうになる自分自身に自信と誇りを与えながら、肉体にも精神にもプラスのエネルギーを注いでくれるものだ。医師という職業と、一家の大黒柱という責務によって抱えざるを得ないストレスを健康的に発散し、己の人生に活気を与えてくれるものである。

運動を続ける中で、人生の後半に向けたもう一つのウィッシュリストができた。いつになるかは分からないけれど、リタイア後の人生は、自ら設計した体育館の館長として過ごしたいと思う。バドミントンに卓球、バスケットボール、ウェイトトレーニングまでワンストップでできる体育館。自分が得意かつ好きな種目を集めて、利用者たちにそのスポーツのよさを伝えるのだ。本書の執筆が終わったら、今度は生活体育指導者の資格試験を受けようと思う。遠からぬ未来、あまり大きくはないけれど、充実した設備をそろえた自らの体育館に、医師免許証と生活体育指導者の資格者証を並べて飾る夢を描く。

ぼくがバドミントンをしている体育館で、よく言う冗談がある。それは、韓国ノワールの新境地を切り拓いた「新しき世界」という映画の中で、とある悪役が年長者たちに言い放ち一世を風靡したセリフだ。

「見返りをくれって？　命は助けてやるよ」

ぼくはこのセリフを冗談めかしてサークルメンバーたちに言っている。ぼくと一緒に運動していて突然倒れるようなことがあれば、すぐに応急処置を施してやるという意味で、だ。未来のぼくの体育館の会員の皆さんにもお伝えしておこう。うちの体育館では、安心して体を動かしてくださいね。負傷時にはすぐさま応急処置を施してあげますから。

試験のない勉強は、とにかく楽しい

友人たちと話していて、ふと学生時代に戻りたいかと尋ねることがある。何も知らずにただ駆け回るばかりだった小学生の頃ならまだしも、大学入試という巨大な壁を越えようと必死になっていた高校時代は正直、思い出したくもないところだ。にもかかわらず、ぼくはいまだに時々、当時に逆戻りしたような悪夢を見る。

もちろん、とっくの昔に除隊した男たちが生涯苦しめられるという、訓練所に引き戻されるとか、いつまでも二等兵のまま永遠に除隊できないといった兵役に関する夢を見ることもあるのだが、ぼくがずっと悩まされているのは、医学部の定期考査を受ける夢だ。

医学部の試験制度は血も涙もないことで有名だ。中でも特に厳しいのが、追試と留年に関する規定である。一定以上の点数が取れなければ即追試。年度内に進級条件を満たせなければ留年確定だ。しかも、二年連続で留年すると除籍処分を受けることになる。悪夢の内容はいつも同じだ。準備不足のまま試験に臨むパターンと、配られた問題が全く解けず冷や汗をかくパターン。その瞬間は、いくら夢だと言い聞かせても意味がない。「ぼくはもう何十年も前に大学を出た五十代の現職医師なんだ！」と叫んだところで悪夢は終わらない。疲れや過度なストレスがたまっている時は、悪夢の頻度と内容の重みが増す。目を覚まして、げっそりした顔を妻に向けると、彼女はまるでぼくの夢をのぞいていたかのように背中をたたいて慰めてくれる。

だが、それでもぼくは今なお勉強が好きだし、学びには力を入れているタイプだ。当然、職業的な面もある。最新医学の知見を得ておけば、多少なりとも患者の役に立つ可能性があるから、楽しく学んだ知識は診療に活かして患者にも説明するようにしている。もちろん試験があるわけでもないから、一層楽しく取り組める勉強だ。試験を受けずに済む現在の環境で、ぼくは自らの知的欲求を最大限に満たしている。

暗鬱としていたコロナ禍にも、よい面は存在した。思いがけず、たっぷりと自由時間が与えられたことだ。仲間内の集まりも、職場の飲み会も、あちこちで行われていた会議や会合も全てなくなり、本当に必要なことはオンラインに切り替えられた。そうやって与えられた時間で、ぼくはこれまでたまっていた知的欲求を満たすことに決めた。まずはコロナ以前に人類を悩ませた各種感染症の歴史と克服の過程を知りたいと思った。医学部時代になんとなく習った病気の歴史を、より現実に即した観点で学び、理解して、今後の方策を考えたいと思ったのだ。ぼくはそこでアルベール・カミュの小説『ペスト』を皮切りに、人類が歩んできた道に関する疑問を解き明かす本――ユヴァル・ハラリの『サピエンス全史』と『ホモ・デウス』を経由して、宇宙や地球の起源について書かれたカール・セーガンの『ＣＯＳＭＯＳ』まで、一つ一つじっくりと読み込んでいった。歴史、哲学、宗教など、興味を持って知りたいと思った未知の世界は、どこまでもぼくを導いてくれた。

小学生の頃、ありがたいことに、ぼくが住むマンションの自治会長が近所の子どもたちのため、マンションの地下室を改造し小さな図書館を作ってくれた。友達のお父さんでもあったその人に、今この文章をもって感謝を伝えたい。当時の我が家には、あまり目ぼしい本がなかったから、地下図書館にあった本は、ぼくの渇きを満たしてくれた。近くでおはじきやメンコをして遊び、それ以上することがなくなると地下室へ行って本を借りた。ぼくは自然科学と生物に関する本に強く惹かれた。当時の読書体験は、現在にも続く読書習慣の礎になっているように思う。

子どもの頃から気になることや、よく分からない単語があると、そのままにはしておけない性分だった。中年になった現在も、その気質は変わらない。コーヒーとビールをこよなく愛するぼくが、コーヒーとビールの起源や由来を知らずにいられるはずがない。コーヒーは、なぜ〝コーヒー〟というのか。人間は何がきっかけで酒というものを飲むようになったのか。酒はどういうステップを経て発展し、現在まで人々を泣かせたり笑わせたりしているのか。なぜ人は細くて長い麺という食べ物を愛し、世界中どこへ行っても似たような食べ物を好んで食しているのか——。

そんなふうに日常生活の中で毎日出くわす、ごく当たり前の些細なことや、毎日使う無数の単語がぼくの勉強の主たる原料になっている。ある物体を意味する単語がなぜ生まれ、長い歴史の中でどのように変化してきたのかを知る勉強は、学校の勉強をしていた時には全く感じられなかった面白味と喜びを与えてくれる。

ぼくの勉強は現在進行形だ。もちろん期限もなければ、試験や課題提出もなく、当然ながら成績表も存在しない。ただひたすら知的好奇心を満たすためだけの楽しくて幸せな旅だ。知らない世界への旅——。コロナパンデミックがつくってくれたぼくの読書リストは、日に日に分厚くなっている。未知への旅路を照らす明かりも、一層明るくなってきた。試験のための勉強によって後回しにされてきた、人類の歩みを探るための勉強は楽しいものである。

つらいですか？　ぼくもです

　ぼくが最も聞きたくない言葉の一つが、「どうして医者のくせに病気になったんだ」というものだ。予防法と治療法をよく知る病気のプロが自らも病気になることを、あたかも肥満治療のプロが自堕落な生活ででっぷり太っているのと同レベルの非として責められているように聞こえるからだ。けれど医者としてのぼくの持論の一つは、「医者も多少は病気になるべき」だ。なんだかおかしな言葉に聞こえるかもしれないが、ぼくは本気でそう思っている。病人のケアをするのが医者の宿命だ。ならば医者自身もある程度は病気の苦しみを知っていなければ、患者の言葉に耳を傾け、彼らに共感することができないと思う。

　やけに寒かったある冬の日、いつものように早朝の運動を終え、出勤しようとしたぼくの体は、なにやら不吉なシグナルをキャッチした。それまでの約十年間、ぼくは毎朝午前六時に開館する区立のバドミントン専用体育館で体を動かし、その足で出勤するという日々を送っていた。小さな温風ヒーターしか暖房器具がない体育館だから、真冬の厳しい寒さは館内にもダイレクトに伝わってくる。それでもコートの中を駆け回り三〜四ゲームしていれば、いつの間にかウェアとマスクはすっかり汗まみれだ。出勤時間が迫っているので、温水も出ないシャワーで、滝行でもするかのように適当に汗を流し、急いで車のハンドルを握る。すると、しばらくして突然、心臓がバクバクと音を立て始めた。めまいもしてきて車も止める。最初は、運動で上がった心拍数のせいだろうと考えて、何度か深呼吸を繰り返し息を整えてみたのだが、激しく脈打つ心臓はいつまで経っても収まらなかった。

どうにか出勤したはいいものの、早鐘を打つ心臓に気を取られ、その日は一日中、診察に集中できなかった。初めは一日二日で元に戻るだろうと考えて、あまり気にしないようにしていた。ところが、次の日もそのまた次の日も同じ症状が続いている。さすがに耐えきれなくなって同僚に頼み、心電図検査を受けたぼくは、その結果に我が目を疑った。見まごうことなき心房細動の所見が認められたからだ。嘘だろ……。目の前が真っ暗になった。

癌宣告を受けた患者が、最初に見せる反応は〝否認〟だという。まさか、きっと誤診だろうと結果を否定して何度も検査を受け直したり、現実から目を背けたりするのだ。心理的な防御反応である。ぼくもそうだった。それでも、客観的に測定された結果は認めざるを得ない。数日後、ぼくは医師ではなく患者の立場で心臓内科の教授をしている先輩のもとを訪ねると、二十四時間ホルター心電図検査から心臓超音波検査に至るまで、多少面倒な検査をいくつも受けた。最終結果を聞きに心臓内科の診察室の前で待機していたぼくは、初めて診察室の外の椅子に座っている無数の患者たちの立場を知ることになった。結果はやはり心房細動。否認しようのない現実だった。

心房細動はさまざまな刺激によって心臓上部にある心房が非常に不規則に細かく震えて、動悸やめまいを引き起こし、ひどい場合には呼吸困難などに陥る病気だ。心房細動を放置していると心臓の老化が早まって、加齢とともに心臓機能低下に伴う心不全を発症しやすくなる。さらに恐ろしいのは、心臓内部にできた血栓がはがれ落ち、血流に乗って脳血管が塞がるケースだ。そうなれば脳卒中を起こして、命さえ落としかねない。心房細動の患者にはなぜ血栓ができやすいのだろう? 渦を巻きながら流れる小川の縁に落葉などがたまる様子を思い浮かべれば、すぐに答えが分かるはずだ。

やがて、ぼくは否認の次の段階である〝怒り〟を覚え始めた。心房細動は主に六十五歳以上の高齢者や、継続的な飲酒によって心臓が弱っている人、糖尿病や高血圧など慢性疾患を抱える人がかかる病気だと教科書には明記されている。だが、ぼくはそのどれにも該当しない。これまで歩んできた、それほど長くない人生が思い出された。一体何がいけなかったのかと、何度も自問自答した。高血圧のせいで若くして亡くなった母の遺伝的要素をはねのけるべく、成人して以降、健康には人一倍気を遣っていた。五十代になってからは禁煙に節酒、毎日の運動習慣、体重管理にも努めて自他共に認める健やかな肉体の持ち主になり、健康伝導師を自負していたのに……。体成分分析をすれば五十代の上位二パーセントに入るといって周囲に自慢していたこれまでの自分が恥ずかしくて怒りが込み上げた。気持ちもふさいで、夜も寝られなくなった。

けれどさほど経たずして、次の段階である〝受容〟に至った。謙虚に結果を受け入れて、それを克服するために思考を巡らし、深い省察の末、改善点を探して正すべきは正すという今後の実践課題を見いだしたのだ。

まずは運動に対する姿勢を少し変えることにした。学生時代から比較的、強迫的かつ競争的な運動を好んできたぼくだった。心臓に負担がかかる過剰なウェイトトレーニング（鎧のような胸筋と荘厳な上腕二頭筋では、ぼくの心臓を守れない）や、一対一で行うバドミントンの試合など、過度に心拍数が上がる強度の高い運動は控えるようにして、ダブルスの試合に臨む際も、事前に念入りなウォーミングアップとストレッチを行うようになった。筋トレは一回の負担を減らして回数を増やし、筋肥大よりも持久力アップに重点を置くようにし、上体メインで行ってきた筋トレは、ふくらはぎと下半身を中心としたメニューに変え、夕食後はランニングマシンに乗る代わりに、町内を軽く散歩しながら心身を落ち着かせるようにした。もう、冷水でシャワーを浴びるなんてことはしない。それに苦悩の末ではあったが、心臓内科医の先輩の忠告を受け入れ、血栓の生成を抑える予防薬も毎日服用することにした。万が一の不整脈に備え、通勤カバンには心臓の拍動を調節する薬を入れて持ち歩くようにもなった。最初のうちは鬱陶しいし、薬のせいであれこれ副作用が出たらどうしようという不安が先に立っていたけれど、今は当時と比べると、心拍数も精神もすっかり安定した自分自身を受け入れている。息子がお小遣いをためてプレゼントしてくれたスマートウォッチを着けながら、平常時と異常時の心拍数の変化を継続的にチェックする習慣もできたところだ。

そうしているうちに、診察に臨む姿勢にも変化が生まれてきた。診察室に来る各種慢性疾患患者に対して、今まで以上に労わりの気持ちを抱くようになったのだ。彼らはこれまでどれほど思い悩み、苦しんできたのだろう。医師が患者に対して抱く単純な職業上の感情ではない。自分自身も診断を受け、不安や苦痛を感じながら、毎日の服薬や食事をはじめとした生活管理の煩わしさを同じく経験している者としての、共に慢性疾患に打ち勝とうという誓いを込めた同志的な感情だ。ぼくは処方された薬をきちんと服用しない患者に対し、度々自分の薬箱を見せて笑いながら言っている。ぼくもあなたと同じように、毎日薬を飲まなければならない患者なんですよと。

煩わしいし苦しいけれど、彼らと共に頑張ろうと強く思う。ぼくは心房細動という病気に打ち勝つつもりだ。いや、打ち勝つまではいかなくても、うまくコントロールしながら付き合っていくつもりである。だから、ぼくは穏やかな老後を迎えて与えられた天寿を全うするうえで、この病気に自分の足を取られるつもりはない。それから、ぼくは自分が慢性疾患患者になったことを恥じたり隠したりするつもりもない。慢性疾患のコントロールには周りの支えやサポートが不可欠であることをよく承知しているからだ。

病気を抱える患者の皆さん、つらいですよね？　気持ちはよく分かります。ぼくもつらいですから。でも、一緒に乗り越えましょう。ぼくたちには、何より大切な自分自身の人生と、愛する家族と共に過ごす未来があるのですから。

慢性疾患の診断を受けて治療中の皆さんへ

一　診断結果を否定しないでください。全ての治療は、現実を客観的に受け入れる〝承認〟と〝納得〟から始まります。

二　主治医の意見を尊重し、いろいろと質問を重ねながらラポールを築いていきましょう。大抵の医師は、よく質問してくれる患者を特に気にかけます。

三　巷に出回る民間療法は鵜呑みにしないようにしましょう。これさえやれば、これさえ食べれば慢性疾患が完治するといった情報は、ほぼ全て個人の主観的経験や、非科学的な主張に基づくものです。

四　慢性疾患の治療にあたっては規則的な服薬と、食事や運動等の生活習慣改善が基本かつ重要になります。慢性疾患はすぐに完治するものではなく、じっくり向き合いながら生涯付き合っていくものだと認識すれば、穏やかな気持ちを保てるでしょう。

五　慢性疾患の治療における究極の目標は、命に関わる急性合併症の発症を防ぎ、年齢に伴って発症リスクが高まる晩期合併症を予防することです。

六　最低でも一週間分程度、日々のスケジュールや活動量、食事習慣を細かく記録して、そのデータを基に主治医と相談するようにしましょう。

七

定期的な検査と診察は非常に重要です。検査を通していち早く合併症の兆候に気付ければ、治療もしやすくなってきます。

便利の裏に隠された過酷な労働

ある空港常駐企業から、職員向けに健康講座を開いてほしいという依頼が入った。空港勤務をする中で、ぼくは数々の企業を対象に健康講座を行ってきている。基本的には、ぼくの専門分野である慢性疾患の予防と管理をテーマにした講座だ。けれど、今回は少しテーマを変えたほうがよさそうだった。今回講座を依頼してきた企業は、航空機の整備や手荷物の運搬・荷役などを行っている会社で、業務内容は三交代制の肉体労働がメインになる。

空港病院には、さまざまな理由で勤務中に負傷した常駐職員があまた診察を受けに来る。業務の特性上、手首や肩、足首などの小さな関節を痛めたり、腰の捻挫やヘルニアを発症したりして通院している職員も多い。華やかな空港の裏側は、常駐職員の力技で成り立つ業務であふれているからだ。整形外科やリハビリ科の専門医ではないとはいっても、ぼく自身も過度な運動で関節の節々を痛めてきたし、兵役中の訓練で患った椎間板ヘルニアにもしばしば悩まされているから、日頃から筋骨格系の疾患の特性や予防法、治療法などについては関心が高く、その知識を診療にも活かしているところだ。

ぼくはそこで、現場で発生しやすい筋骨格系の負傷についての資料を集め、その予防法と会社でできる安全対策等に関する文献を探して、空港の勤務環境に合った教材を作成した。講座の準備をするうちに、空港にかぎらず、あらゆる作業現場で額に汗する大勢の労働者たちの負担と苦労を少なからず知ることができた。

幸い、ぼくに講座を依頼してきた会社の新社長は、その会社に入るずっと前から航空関連の仕事を専門としてきた人物で、長年ぼくの診察を受けてきた患者でもあったから、ぼくとは患者と医師の信頼関係、いわゆる〝ラポール〟が形成されていた。二十歳近くも年下のぼくを医師として非常に尊重・信頼してくれる人でもある。これはチャンスと思ったぼくは、今回の講座にはできるかぎり役員陣も参加してほしい旨を丁重に伝えた。果たしてぼくの要望は快く受け入れられて、会場の前列には社長を筆頭に年配の役員たちの顔が並んだ。

用意したスライドを一枚ずつ丁寧に説明しながら講座を進める。最後には現場で働く職員たちが、経営陣に対して思っても言えずにいた質問や要望を伝えて、解決案を議論する場も設けた。ちょうど労組のほうでも職員の安全対策や休憩施設等の改善を求めて、会社に建議しようとしていたところだったので、健康講座はいつしか白熱した討論と検討の場となった。職員たちの要求は、現在支給されているコルセットを、より性能の高い製品にアップグレードさせることと、古くなった休憩室をもっと安らげる場にリニューアルすることだ。

会場で一緒に講座を受けて討論に参加していた社長以下役員陣は、その後、別途会議を開いて、職員たちの要望を積極的に反映した改善策を講じることにしたという。それ以後、職員たちは診察を受けに来る度に、休憩室に最新のマッサージチェアやソファなどが置かれるようになったことへの感謝を伝えてくれたので、ぼくもとてもうれしかった。

ぼくが初めて航空医学を学んだ時、配布された教材の最後のページには、こんな英文が記されていた。〝Safety is the best consideration〟。直訳すると「安全が最高の関心事」。ぼくはこの言葉を常に意識し、自分が担当する講座ではできるだけ最後にこの言葉に触れるようにしている。

どの職種にもいえることだが、空港で働く多くの職員たちが、より安全な環境で勤務できてこそ、空港の平穏と乗客の快適で安全な空の旅が実現するのだと信じている。

滑走路にある〝飛べない飛行機〟の前で

白いヘルメットを脱ぐと額から滝のような汗がドッと流れ、熱せられたアスファルトの上に落ちた。遮るもの一つない五月の滑走路は直射日光に照らされて、まるで灼熱のサウナのようだ。それでも気分は晴れやかだった。汗を拭きつつ一息つくぼくのそばに一人の空港救急隊員が寄ってきて話しかけてきた。

「熱中症で倒れそうなくらい暑いっていうのに、どうしてそんなに楽しそうなんですか？」

「ははっ、なんでですかね。久しぶりに診察室を出て、普通の人が入れない空港の滑走路に来てみたら、若い頃に受けた兵役訓練を思い出しましてね。吹き抜ける風も気持ちいいなぁなんて」

ぼくの軽口を聞いた救急隊員の顔にも、ほんのりと笑みが浮かぶ。ぼくたちが話している後ろでは、一台の巨大な飛行機が炎に包まれていた。それを消防車が取り囲み、ホースでじゃんじゃん水をかけている。ぼくたちがいるところまで飛んできた水しぶきは、熱いアスファルトを冷やして、滑走路に虹をかけた。

仁川空港の滑走路の片隅には一台の〝飛べない飛行機〟がある。巨大な機体は今にも数百人の乗客を乗せて太平洋へ飛び立ちそうな勢いだが、そっと地上にたたずむばかりだ。色も濃い灰色に近いので、遠くから見ると冬眠中のハイイログマのようである。乗客の中には、離陸の際に遠く片隅に見える、そのどこかおかしな飛行機を、何だろうと不思議がる人もいる。年に数回だけではあるが、このひっそりたたずむ飛行機にも主役になる瞬間がある。飛行機事故に備えた訓練用として特別に製作されたその飛行機模型に向かって、ヘリコプターや各種非常車両がけたたましい音を立てながら集まってくる。すぐ近くでは炎も上がる。その渦中、各自の任務を示す制服を着た人たちはせわしなくあちこち動き回る。

乗客の目には映らないだろうが、空港では一年三百六十五日、至るところで安全を守るための努力が続いている。空港から少し離れた場所で飛行機が飛び交う空の安全を守る空軍防空部隊、空港周辺やターミナル内外での突発事態に備える空港警察団や対テロ部隊、怪しい荷物が放置されているという通報があればすぐに駆けつける爆発物処理班（ＥＯＤ）、空港特殊警備隊、消防隊、救急隊など、数多くの組織が静かに、それでいて常に臨戦態勢で空港を守っている。そんなふうに自らの領域で各自の任務を遂行している彼らが時折集結し、互いに協力しながらそれぞれの能力を最大限に引き出す訓練が、この飛行機模型を中心に行われている。

着陸失敗に伴う火災と爆発を想定した訓練もあれば、乗客を人質にしたハイジャック犯との交渉を想定した訓練もある。シチュエーションはさまざまだけれど、医師としてぼくが担う任務は負傷者への対応がメインだ。〝仁川空港現場医療調整官〟という肩書は、ぼくが空港で医師として勤務を続けるかぎり取れることはないだろう。

兵役を終えてもう何十年も経つから、もし今戦争が起きたとしても、ぼくは一避難民にしかなれないだろうけれど、〝医療調整官〟という大きな文字が刻まれた救急ベストさえ羽織っていれば、空港救急隊員たちと共に汗をかき、飛行機模型のある現場へ駆けつけることができる。

ぼくは京畿道北部の陸軍野戦部隊に医務兵として二年間服務した。大抵の医大生は大学を卒業し、医師免許を取得してから公衆保険医として田舎の分院で兵役代替服務に就くか、インターンやレジデントまで修了したあと軍医官として服務をするものなのだが、ぼくはそのコースを歩めなかった。一九八〇年代末に大学へ入ったぼくは、民主化運動のうねりの中で学業に勤しむよりも、鉢巻きをして集会場や路上でのデモに参加する時間のほうが長かったからだ。医学部は勉強を疎かにする学

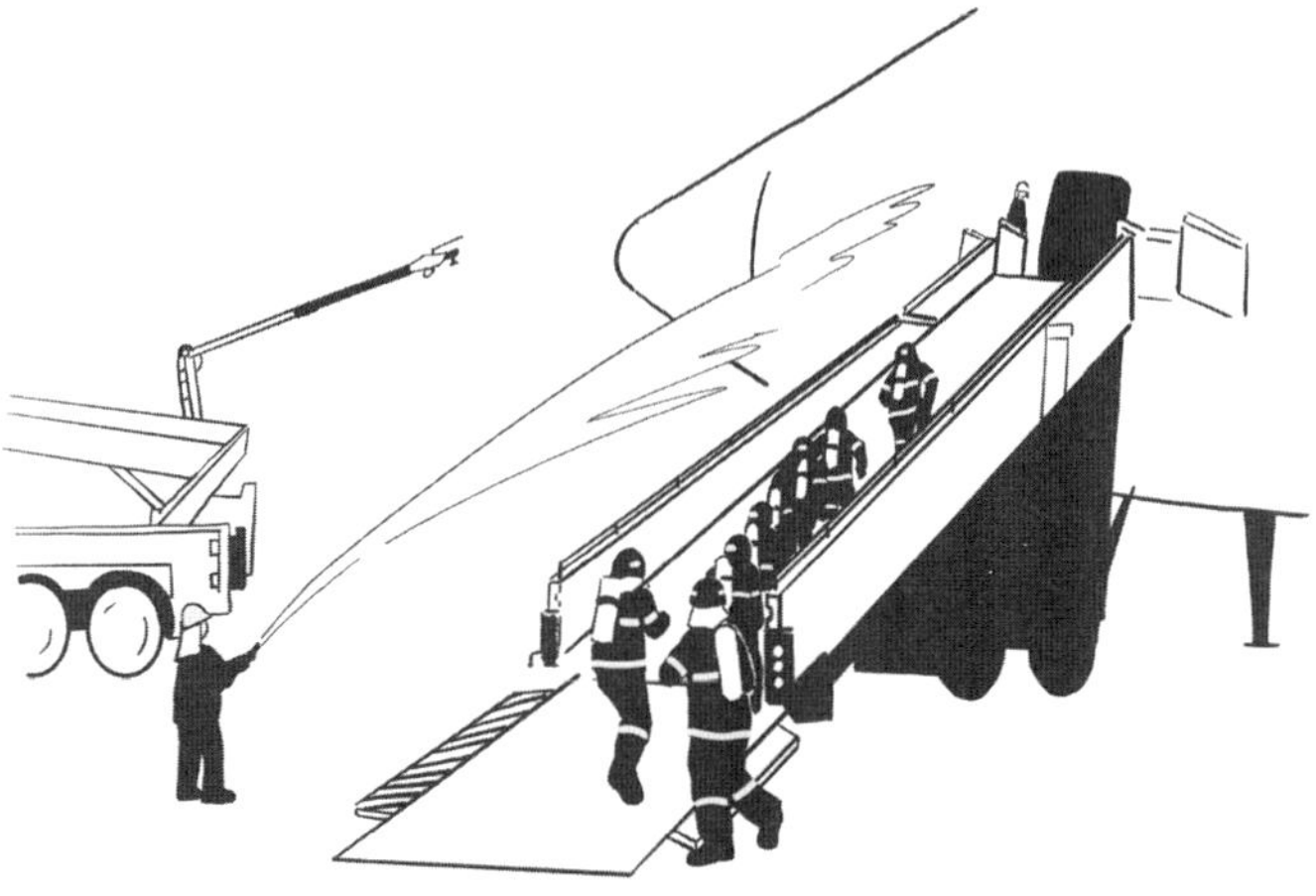

生を許すほど寛大なところではない。複数の単位未達と留年の末、除籍になったぼくは二十四歳で兵役に就くことになった。当時はかなりつらかったけれど、今となってはそれもぼくの人生における大事な経験の一つになっている。

とにかく、ぼくが入隊後に配属された陸軍野戦部隊では、戦闘に備えて〝大量戦傷者訓練〟というものが繰り返し行われていた。戦闘の際、敵の砲撃や事故などによって多数の死傷者が発生した場合に、現場へ向かって怪我人を部隊後方の安全な場所へ移送して、軍医官の指導の下、応急処置を行うための訓練だ。当時は兵役が終われば何の役にも立たないだろうと思っていたその訓練を、三十余年経った今、改めて復習している格好になる。軍服は白衣に、戦闘用ヘルメットは白いヘルメットに変わりはしたけれど、当時も今も現場に臨む姿勢は変わっていない。一人でも多くの人を救いたいと思うばかりだ。青春時代に迷彩服の下で流した汗と、中年になった今、白衣の下で流す汗の価値もきっと変わらないと思う。

ご承知でしょうに

一人の男性乗務員が診察室に入ってきた。髪はぐちゃぐちゃ、顔は真っ赤で、シャツのボタンは二、三個取れている。理由を尋ねるまでもなく、事情はありありと伝わってきた。はだけたシャツの間からは、ひっかき傷だらけの首が見える。いつも彼が勤務中に見せていた清潔な身なりと明るい笑顔は、すっかりどこかへ消えていた。そして、まだ憤りが収まらないのか、診察室に入ってぼくの前に座ってからも、悔しさと怒りとあきれが混じったため息をついていた。いわゆるクレーマーに言いがかりをつけられ、傷害まで負わされたと考えるのが自然だろう。ところが、今回の事態は次元が違った。真相はこうだ。

フィリピンから韓国へ戻る機内での出来事だ。ある乗客がトイレに入ったまま長時間出てこなかった。しかも順番を待っていた別の乗客の訴えによれば、どうもトイレからタバコの臭いがするという。女性乗務員に任せるのは無理があると判断した彼は、自らトイレのドアをたたき、丁重に確認の声かけを行った。当初全力で否認していたその乗客は、突然態度を一変させると、タバコを一本吸ったくらいで文句を言うなとわめきだした。それから男性乗務員の髪をむしって、胸倉につかみかかり揺らしたという。乗務員の乱れた髪と首筋にできたいくつもの傷痕は、一連の事態を雄弁に物語っていた。結局、周囲の乗客の制止と乗務員の腕力に屈したその乗客は、空港に到着するなり空港警察隊に引き渡され、被害を受けた乗務員は、暴行による傷害の診断書をもらうため、医療センターにやってきた。

当該の乗客は喫煙欲求を抑えきれずたった一本タバコを吸ったばかりに、韓国における現行の航空保安法違反によって百万ウォンの罰金刑に処されることになったあげく、乗務員暴行についても相応の責任を問われることになったはずだ。

現行法上、機内での喫煙は固く禁止されている。それは、その他のあらゆる理由を超えて、火災という大惨事を防ぐためだ。一般に、喫煙禁止区域での喫煙は軽犯罪に該当し、摘発されれば十万ウォン以下の罰金処分を受けるのだが、機内での喫煙は航空保安法違反となるため一段と罰則が厳しくなる。よって喫煙者は、飛行機が目的地に着くまで、我慢に我慢を強いられることになる。

実をいうと、ぼくも喫煙者だった。高校まで超が付くほど生真面目だったぼくは、トイレでこっそり喫煙している学生がいると、扉の閉まった個室の上からバケツの水をひっくり返してやることもあったほどだ。当時は生徒会長である自分に与えられた暗黙の権限を、必要以上に行使していた。そんなふうに喫煙をこの世の悪とさえ思っていたぼくも、大学生になるとタバコに手を出すようになる。社会の矛盾や不条理に抗う大学生運動家にとって、タバコは社会に吐き出す抵抗のようなものだったのだ。深く吸い込み肺を満たして再び外へ返す紫煙は、青春の苦悩にも通じるところがあった。かくしてぼくは、喫煙者街道を進んでいった。一九八〇年代の社会的雰囲気は、タバコにとても寛容だった。まるで喫煙者の天国だ。喫煙者はどこでも規制されることなくタバコを吸うことができた。あの頃はぼくの父も家長の権威でも示すかのようにリビングの真ん中に灰皿を置いてタバコをふかしていたし、路上でもバス停でも喫茶店でも、喫煙がはばかられることはなかった。それどころかバスの後部座席でも、細く開けた窓の隙間から紫煙をくゆらせていたほどだ。今では想像もできないことである。

大学を卒業して医師になり、大学病院で実習を受けていた頃もぼくのタバコ愛が冷めることはなかった。今から考えると信じられないが、当時は医師になりたてのレジデントも年配の教授も、顔を合わせればみんなタバコをくわえていた。レジデントたちが寝泊まりしている当直室は、もはや煙突の中みたいにけぶっていたし、壁に染みついたヤニは白い壁紙を真っ黄色に塗りつぶしていた。手術室の真隣にある更衣室も例外ではない。日に何度となく禁煙を促す院内放送も流れていたが、ぼくたち喫煙者はどこ吹く風とばかりに、それを聞き流していた。今、この手にある一本のタバコがもたらす癒やしこそが、この世で最も偉大で切実なものに思えていたからだ。食事かタバコかと問われれば、決まってタバコを選ぶほどだった。

空港勤務が決まってからも、ぼくの喫煙習慣は消えなかった。そのせいで、徐々に問題が起き始めた。ニコチン不足を知らせる信号が頭の中を蚕食《さんしょく》し始めると、一瞬で我慢が限界に達し、目の前の患者が鬱陶しくさえ思えてくるのだ。

空港は指定された喫煙所を除き全面禁煙だ。乗客と常駐職員が入り乱れて煙をふかす空間に白衣を着て入るのはこの上なく気まずいし、そこで日頃、自分が禁煙講釈をたれていた相手に出くわそうものなら、穴を探して潜りたくなる。体に染みついたタバコ臭を隠すためにはラテックスの手袋とマスクが手放せないという状況で、ぼくはだんだん自分自身を恥じ入るようになっていった。

そこへ決定的な事件が起きた。喫煙欲求が抑えきれず、急患を外部へ搬送する際に使う非常通路でついついタバコを吸ってしまったのだ。誰にもバレないだろうという浅はかなぼくの考えは、診察室へ戻るなり看破された。ぼくの蛮行を防犯カメラでチェックしていた管理室の職員から電話がかかってきたのだ。「まったく、何をしてるんですか。ルールはよくご承知でしょうに」。そのひと言で、ぼくは穴に隠れそびれた、みすぼらしいネズミに成り下がった。

禁煙を決意した。家庭医学科の専門医として、患者に喫煙の害悪と、禁煙の必要性を何百回何千回と説きこそすれ、ぼく自身が喫煙しているなんて情けないと思ったのだ。

ぼくがこの事件を機に禁煙してから、もう十年になる。もちろん、今も喫煙の誘惑から完全に抜け出せたわけではない。今だって心地よい冬の日に、白くたおやかな煙をくゆらせタバコを楽しむ知人たちを見れば、自分もその横で一服したいと思うものだ。時には極上の一本に酔いしれたくもなるし、目が覚めると無意識にタバコを求めてしまう自分を責める日々は続いている。

けれど、禁煙がもたらした祝福も堪能しながら生きているところだ。タバコがどれだけ値上がりしようと、ぼくにとっては他人事。口臭が緩和されたので、愛する我が子たちにも思う存分チューできるようになった。出掛ける度に煩わされていたタバコとライターの準備ともおさらばできたし、ポケットに手を入れる度に触れていた鬱陶しいタバコのカスもなくなった。

さらに、禁煙したことで得られた最大の恩恵は、何といっても鼻呼吸が楽になったことだ。毎年十月になると決まって悩まされていた鼻炎の症状もなくなった。鼻呼吸ができずに口を開けて寝ていたせいで、毎晩響かせていた大きないびきに黙って耐えてきた妻も、おかげでぐっすり寝られるようになったと、ぼくを褒めてくれている。朝起きて歯を磨く度に吐き出していたイガイガする痰もなくなった。

今は勤務中も喫煙欲求に駆られることがないから、腰を据えてじっくり診察できている。以前は患者と長く話していると痰が絡んで不快感を覚えることもあったけれど、今はそれもなくなった。患者に対して何の引け目もなく禁煙指導ができ、禁煙がもたらす驚くべき恩恵についても自信満々で語れるようになっている。言わずと知れた肺癌予防効果や心血管疾患に関する話では説得材料として弱すぎるし、患者も聞き飽きていることだろう。悩ましくて不快な症状の数々が一つずつ消えていく楽しみを、本人に直接味わわせなければ意味がない。そうしなければ禁煙など続けられないのだ。ちなみに、今受けているこの〝禁煙の恩恵〟は、人から与えられたものではない。どこまでも、ぼくがぼく自身に贈ったプレゼントだ。

「もっと歩け」って、本気で言ってます？

「講義を始める前に一つクイズを出しましょう。正解した方には、あっと驚く賞品を差し上げます」

ガヤガヤしていた会場内が一瞬にして静かになる。〝あっと驚く賞品〟という言葉に五十人余りいた空港常駐職員たちがぱっと目を開き、出題を待つ姿勢になったのが分かった。こういう時は少し焦らすのが肝要だ。ぼくは心の中で三秒数えてから問題を出した。

「仁川空港では、いろいろなお仕事の方がそれぞれの職務を全うされていますよね。では、数ある職種の中で一日の歩行量が一番多いのは、どの職業だと思いますか？」

仮にも〝健康講座〟なので多少なりとも医学的な質問をされると想定していた職員たちは、一瞬きょとんとしていたが、すぐに至るところでこそこそと話し始めた。

「特殊警備隊じゃないですか？」

「施設メンテナンスの人でしょう」

「清掃業者さんだと思いますけど」

賞品の力は絶大だ。職員たちはあっちでもこっちでも手を挙げ、賞品を獲得すべく正解だと思う職業を言っていく。

「ははは っ！　どれも、あり得そうな答えですね。正解は終盤でお伝えしましょう。それまで、よーく話を聞いていてくださいね。最後にもう一度答えるチャンスを差し上げますので」

正解発表まで時間を置けば、最後まで集中して講座を受けてもらえるだろうと考え、冗談めかした策を講じる。ぼくが考える〝いい講座〟とは、何といっても「受講者に有益な行動変化を促すもの」だ。その必須条件を満たしたうえで、ユーモアとウィットを兼ね備えた講師が、受講者たちと十分にコミュニケーションを図れるのが理想だと思う。わざわざ時間を取っているのだから、互いに意見交換しなければ意味がない。けれど、それにはお互いに集中することが必要だ。そこでぼくが用意した小さなプレゼントが絶大な威力を発揮するのである。

仁川空港の運営を統括する空港公社主催で、毎年実施されている二泊三日の宿泊行事〝空港ワンファミリー・ワークショップ〟では、最後に必ず健康関連の特別講座を開催している。空港常駐職員たちの健康状態を網羅的に把握し、日頃から多くの常駐職員たちを診ている人間がそれを担当すれば、少しは実のある講座になるだろうという期待からか、ぼくはよくその講座の講師を任されている。もちろん講師料が安くつくというのも大きいだろう。大学病院の医師たちは外部で講演する際に、いわゆる〝キム・ヨンラン法〟（〝不正請託及び金品等の収受禁止に関する法律〟のこと。公務員や私立を含む学校関係者、医師、マスコミ関係者等を対象とした賄賂を禁止する法律で、最初の提案者にちなみ〝キム・ヨンラン法〟と呼ばれている）で指定された範囲内の講師料しか受け取れないのだ。

名だたる有名講師がごまんといる中でわざわざ指名されたことを最初は光栄だと思ったが、半面それだけ価値ある講座にしなければというプレッシャーにもさいなまれた。どんなテーマで、どう話せば、面白くてためになる講座になるだろうか。真剣に知恵を絞る。

常駐職員の大半は医療センターで健康診断を受けていて、その結果の管理はぼくが行っている。まずはこれまでに蓄積された職員の健康診断データを分析してみることにした。肝機能の異常や、高血圧、糖尿病、肥満、脂質異常症など、中年以上の職員たちが不安視したり、気にしたりしている項目を整理していく。数ある候補の中から、有病率が年々高まっていながら慢性疾患としてはあまり認識されておらず、積極的な改善が進んでいない疾病の一つ〝脂質異常症〟を最初のテーマに据えた。

「コレステロールというと一律に悪いものと思われがちですが、健診後に渡される結果を見ていただけば、コレステロールにもいろいろな種類があることが分かるはずです。中でもＨＤＬコレステロールは、体にたまった悪い脂肪を体外へ掃き出す力を持った、いわゆる〝善玉コレステロール〟なんですよ」

そこで、すかさず質問が入る。

「その、体にいいコレステロールを増やす方法はあるんですか？」

「おっ、いい質問ですね。いい質問には感謝の気持ちを込めてプレゼントを差し上げましょう」

その場で渡される小さな封筒には、空港のカフェで使えるクーポンが一枚入っている。やはり賞品の力は絶大だ。質問がどんどん増えていく。用意した封筒があといくつ残っているか、ぼくは頭の中で計算した。

「医大生の頃、高脂血症の講義をしていた内科の教授が、お酒を一杯たしなんで、たくさん歩くことが善玉コレステロールの増加に有効だと言うので、それを拡大解釈して、友人たちと一杯、また一杯とたしなみながら結局ベロベロに酔って家まで歩き、そのまま一歩も動けなくなったことがありました。たがを外しすぎてしまったんですね」

ふふふっと笑いが起きる。

「一日三十分以上、一週間で四回以上、一日八千歩程度の軽くて無理のない有酸素運動と、グラス半分程度の赤ワインが推奨されるところなんですが、韓国ではワインを半分でやめられる人なんてほとんどいませんから、医者はお酒の話を控えることが多いですね」

ぼくがそう答えると、少し年配の女性職員がおずおずと聞いてきた。

「あの、私は空港で清掃の仕事をしてるんですけど、清掃スタッフは空港の端から端まで一日中歩き回っているので最低でも毎日、二万歩以上は歩いています。そういう人は高脂血症の心配をしなくても大丈夫ですか?」

その言葉を聞いた瞬間、過去のある診療場面に引き戻されたような気がした。空港に赴任したばかりの頃、ある常駐職員に健康指導をしていた時のことだ。定期健診を終えて結果を聞きに来た六十代の女性職員。彼女の健診結果には、腹部肥満と高脂血症の所見があった。ぼくは多少そっけない態度でその結果を伝えながら、たくさん歩いて、油物と間食を控えるようにと言い添えた。その言葉を聞いた彼女の顔が曇った。

「先生、私は清掃の仕事をしてるので、毎日二万歩以上歩いています。なのに、まだ歩けっていうんですか？　食事だって社食で出されたものを食べてるだけですよ？　家へ帰れば家事に追われて、もうへとへとですし。これ以上、体を動かすなんてできません」

恨めしそうな患者の言葉が、トゲのごとく心臓に刺さった。一瞬、静寂が訪れて、ぼくは頭が真っ白になった。口は固く閉じられて、用意していた言葉も出てこない。ぼくは目の前にいる患者のことを何も知ることなく、ただ教科書に載っていた言葉をそらんじていただけだったのだ。医師として自分自身が情けなく、恥ずかしくなった。自らを〝空港医師〟と名乗って仁川空港のかかりつけ医になることを誓いながら、空港に勤める人たちの日々の暮らしも理解せず、いけしゃあしゃあと誰にでも言える杓子定規なアドバイスばかりしようとしていたのだから――。

恥ずかしさは反省につながって、反省は新たなスタートの肥やしになった。ぼくはそれまでに覚えた疾病予防と生活習慣改善に関する知識を一つ一つ分析し、改めて情報を整理していった。職種別、年齢別、性別に、最もリスクの高い疾患に関する資料を、現実を踏まえながら読み返していく。通り一遍の指導やアドバイスでは空港で働く常駐職員たちの心をつかみ、彼らの行動を矯正して病気の予防や治療をすることなどできないと考えたからだ。

夜勤明け、チームごとに朝食を兼ねてお酒を飲む習慣がある職員には、飲みに行く回数を週に一度でもいいから減らして、空いた時間を運動に使うよう説得した。警備や清掃など、仕事柄たくさん歩かなければならない職種の人たちには、軽くてクッション性のある靴を履き、ウォーキングしている気分で軽快に足を進めるよう伝えると同時に、階段を使って手軽にできるストレッチ法を教えた。重い荷物を大量にさばかなければならない人たちには筋骨格系の損傷を予防する姿勢を提示する。長時間椅子に座りっぱなしの事務職員たちには、座位でできる下半身の筋トレを教える一方で、空港の至るところにある散歩コースを紹介しながら、オフィスにウォーキング用の置き靴を用意して、昼食後の三十分で散歩するようにと言い含めた。昼休みに空港のあちこちで、運動靴を履き散歩する職員たちから挨拶される機会が増えてきた。その事実はぼくに大きな達成感と楽しみを与えてくれている。

次はコーヒーの摂取に関する健康指導の一例だ。

「スティックコーヒーを毎日五〜六杯というのは、さすがに多すぎますよ。ぼくもあの甘さは好きですし、飲むと気持ちが切り替わるっていうのは分かりますけど、あの中に入っている砂糖の量は、思う以上に多いんです。だから、スティックのコーヒーは一日一杯まで。残りはブラックで飲むようにしてください。苦いからってガムシロップは入れちゃダメですよ。韓国人は平均的に一日三十グラム以上、糖類を摂取しているそうです。それも糖尿病患者の血糖値の調整がうまくいかない理由の一つなんですよ。どんなにいい薬を飲んでいても、それではちゃんと効果が出せません」

「炭酸のジュースを無糖の炭酸水に、スティックコーヒーをブラックコーヒーに替えれば、糖類削減と糖尿病の改善につながりますよ」

「最初のうちはつらいでしょうけど、それに慣れれば自信もついてくるはずです」

こうした健康指導の積み重ねが徐々に空港職員たちの間で評判になり、ぼくは〝空港職員に関する知識と理解がある医師〟というタイトルを手に入れた。

職員たちを対象にした講座は、真剣に耳を傾けていた受講者たちの盛大な拍手によって幕を下ろした。

実をいうと最初に出した、一日の歩行量が最も多い職種を尋ねる問題は、高脂血症に興味を持ってもらうためのフックのようなもので、正解は〝ゴルフ場のキャディー〟だった。彼らは平均で一日三万歩以上歩いているというから驚きだ。

ちなみに、正解者のためにぼくが用意した賞品は、どこでも好きな部位に使える超音波検査チケットだった。数日後、医療センターを訪ねてきた正解者の腹部と甲状腺をじっくり検査することで、ぼくの講座は完結した。こうした講座は、職種を超えた職員同士の理解や共感形成の場にもなっているように思う。気恥ずかしいけれど少し自慢させてもらうと、ぼくはこの定例ワークショップ後に行われる講師評価アンケートでも、数年間一位の座を守り続けている。加えてこの講座が始まってからは、自ら健康指導を求める職員も増えてきた。

けれど、まだまだ足りていない。ぼくは本当に、自分が診ている空港職員たちの日常を十分理解できているのか、常に疑問を持っている。ぼくは診察室で顔を合わせる職員たちの言葉や痛みにもっともっと耳を傾けなければならない。人々が医師を〝先生〟と呼ぶのは、医師には相手の痛みを理解して、病気の苦痛を多少なりとも取り除くべく患者を説得・指導する、教育者的な任務があるからだと思っている。ぼくは医師免許を交付された瞬間、自らに与えられた任務に最大限忠実な人生を歩む義務も与えられたのである。

さいごに　あるレジデントの手紙

何年か前の教師の日（韓国では毎年五月十五日に、恩師に感謝を伝える習慣がある）のこと。いつものように診察していると、医療センターに宅配便が届いた。本院である仁荷大学病院から派遣されてくるレジデントの実習を任されているので、よくある教師の日のカーネーションと小さなプレゼントだろうと思ったのだが、送り主の名前を見てもすぐにピンと来なかった。何だろうと思いながら開けた箱には、カーネーションの花束と、小さな手紙が入っている。おずおずと封筒を開けて手紙を読んだぼくは、そこでポンと膝をたたき手紙の主を思い出した。丁寧な手書きの文字で綴られた手紙を読むぼくの顔には、思わず笑みが浮かんだ。

手紙の主は数年前に空港病院での実習を終え、今は故郷の全羅《チョルラ》道に戻って、開院している家庭医学科の後輩であり弟子だった。ぼくとは年齢も近かったので、私的な場所では〝ヒョン〟（韓国語で「お兄さん」の意味。親しい男性同士で使われる呼称）と呼ぶよう言ったのだが、そのレジデントは最後まで気安く〝ヒョン〟などとは言えないタイプの男だった。

「院長先生、お元気ですか？　レジデント修了後、バタバタと故郷へ帰り開業準備に追われていて、すっかりご無沙汰してしまいました。（中略）今は、先生がぼくを後ろに座らせて診察なさっていた時の姿勢や患者さんへの説明を参考にしながら、自分でも診察しています。よく使われていたいくつかのたとえ話は、そっくりそのまま使わせていただいているんですが、患者さんからも好評なんですよ。著作権フリーのお話だと思うので、これからも活用させていただきますね。それとこれからは自分でも、患者さんのためにもっとバリエーションを増やしていこうと思っています。医療センターで夜勤をした記憶は、今も脳裏に焼きついていて、時々懐かしく思い出しています。その節はご指導くださり、本当にありがとうございました」

数ある教育スタイルの中でも、最も効果的なのはマンツーマン教育だと思う。医療センターに派遣され、夜間当直勤務をする家庭医学科のレジデントたちに、ぼくは自分にできる最善の方法を用いて指導してきた。ぼくのすぐ後ろに座らせて、ぼくが患者を迎え入れ、彼らの痛みやつらさに耳を傾け、投薬をはじめとした解決法を提示して、診察を終えて見送るところまで、診察の過程を全て見せてきたのだ。

「後ろにいる先生は、うちのセンターで夜間勤務をしてくれるレジデントです。指導のため、診察に同席させてもいいですか？」

患者に不信感や不快感を与えないよう、毎回事前に了承を得る。大抵の患者はぼくの丁重な依頼を快く受け入れてくれるものだ。レジデントが同席する診察は、正直なところプレッシャーである。患者が診察室に入ってきた時にする声かけも、いつもより少し明るく丁寧にしなければならないし、問診と診察をする際は基本に忠実に、教科書どおりにしなければという圧迫感がある。それに診察は必ずしも友好的に終わるとはかぎらないから、患者と衝突した時は、まるで恥部を見られたかのようで、うなじがカッと熱くなることもあった。

「ＨｂＡ１ｃは、血糖値の調節がうまくできているかどうかを示す大事な指標です。学生時代も四半期ごとに定期テストを受けましたよね？　ＨｂＡ１ｃの値も三か月ごとに変動しますから、できるだけ三か月に一回は検査を受けるようにしてください。成績が出たら採点をしますよ。そこで合格となるか、もう少し頑張りましょうとなるか――。場合によってはぼくの雷が落ちることもありますから、しっかり調整してきてくださいね」

分かりやすいたとえ話を交えて説明し、自分でもなかなかうまいことを言ったと思いながら後ろにいるレジデントをちらりと見る。

「だいぶ喉が腫れていますね。こういう時は熱湯や冷水を飲むと、刺激で咽喉を痛めてしまうので、ぬるま湯を少しずつこまめに飲むようにしてください。おうちにハチミツがあるようなら、ハチミツ湯を作って飲むといいですね。ハチミツを溶くのにちょうどいい温度はご存じですか？」

患者に聞きながら、それとなくレジデントのほうを見る。彼の目は知らないと答えていた。医学の教科書には、ハチミツを溶くための温度など書いてなかったと――。

「抗炎症作用をきちんと発揮させたければ熱湯は禁物です。四十度くらいのお湯でハチミツを溶いて、少し氷を入れてからストローで軽くかき混ぜて飲んでください。そうすれば処方したお薬と合わさって、ばっちり効果が期待できますよ」

医師の説明と指導は、教科書のように正確であることも大事だが、それに加えて患者の日常生活に沿った具体的かつ汎用性の高い、実用的なものでなければならないと思う。診察室を出てしまえば、医師との会話や医学用語の半分は、頭から消えてなくなるものだ。だから検査結果など重要な部分は必ずメモして渡してやり、次の来院時にはきちんと理解できているか確認することも必要であると、レジデントたちには教えている。

健診結果について説明する時は、必ずカラーのボールペンと蛍光ペンを使って直接文字を書き込みながら話すようにする。気にしなくていい部分には黒字でバツを、今後経過を確認したほうがいい部分には青字で三角を、すぐに精密検査や投薬が必要な部分には赤い蛍光ペンでバシッとアンダーラインを引き、〝赤ペン先生〟ばりにチェックを入れる。

手紙を送ってきたレジデントは、今や立派な開業医となって生まれ故郷で地域住民から慕われるかかりつけ医になるべく不断の努力をしているという。実習の際に後ろから見た、患者への好意的な挨拶や、分かりやすく記憶に残る健康指導表現をそのまま引き継ぎつつも、自身のオリジナリティーを追求しているというから、医師としても教育者としても喜ばしいかぎりだ。教科書に出てくる難しい医学用語を、正確なだけでなく、患者たちにとって身近で理解しやすく頭に残る表現で説明できることこそ、医師が〝先生〟と呼ばれる理由の一つだと思う。

ぼくは今日も、患者に分かりやすく伝える話術を研究している。患者の耳にすーっと入って、しっかりと頭に残り忘れない、歩どまりのいい医学解説のために——。

確かに一度は医学部を除籍になってしまったけれど、まあ、これくらいなら、なかなかいい人生を歩めているんじゃないかな。そう思うよ、シン・ホチョル。自分にそう声をかけてみる。

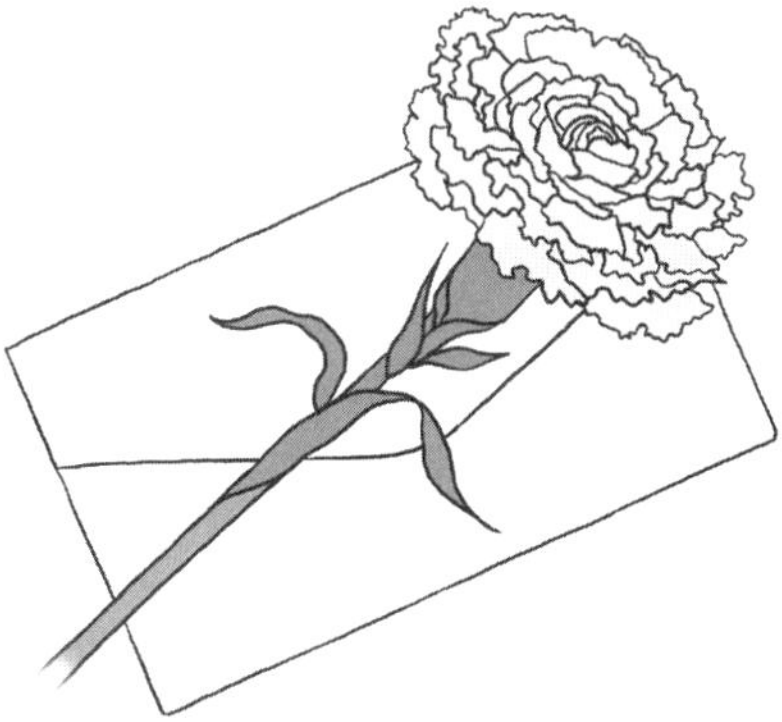

訳者あとがき

医療系エッセイは数あれど、本書ほどニッチなものは珍しいのではないだろうか。本書の著者は〝空港医師〟。年間七千万人以上が利用する仁川国際空港内にある病院の院長だ。

そもそも空港内に病院を作って需要はあるのだろうか？　調べてみると成田空港や羽田空港にも病院はあるようだけれど、一体どんな診療をしているのだろう？　本書を手に取った皆さんの中にも、同じような疑問を持たれた方がいると思う。そんな皆さんのために、本書で取り上げられている仁川国際空港医療センターの実態を少し紹介しよう。

仁川国際空港医療センターは、企業内診療所や健診センター、仁川空港が位置する永宗島の島民たちのかかりつけ医的な役割を果たしながら、普通の病院では滅多に出合わないレアケースの数々に対応している。例えば、密輸犯の体内に隠された証拠品を触診やレントゲン検査で見つけ出す（現在はボディスキャナーが導入され、医師による確認は不要になったという）とか、機内で亡くなった乗客の検案を行うといった警察医的な仕事もしているし、一刻を争う急患の命をつなぎ留め、設備のそろった総合病院へと引き継ぐ救急救命士のような役割も果たしている。場合によっては飛行中の機内から衛星電話で伝えられる病状だけを頼りに医療的な助言を行うといった、もはや曲芸ともいえる奇想天外な診療にも対応しているそうだ。空港病院で求められる診療範囲は、内科から整形外科、小児科、耳鼻咽喉科、産婦人科など実に幅広い。ある意味ではどこよりも医師力と精神力、さらには体力と人間力が試される現場といえるだろう。

そんな過酷な環境では日々の業務をこなすだけでも大変だろうに、著者はなぜそんな忙しい仕事の合間を縫って本書を出版するに至ったのか。きっかけは「はじめに」でも書かれているとおり、「ユ・クイズ ON THE BLOCK」への出演だった。同番組は〝韓国の明石家さんま〟とも称される国民的MCユ・ジェソクと、芸達者で日本語も得意なコメディアンのチョ・セホが司会を務めるトーク番組兼クイズ番組だ。〝ON THE BLOCK〟とあるように、もともとは道行く一般人に声をかけ、その人たちからさまざまなエピソードを引き出し、最後にクイズを出題して、正解者には賞金を渡すというスタイルで進行していた番組なのだが、コロナ禍を経たシーズン3以降は、話題の芸能人や著名人、各分野のスペシャリストなどをゲストに招いてトークとクイズを行う番組に変わっている。本書の著者シン・ホチョルが出演したのは、シーズン3の百八十一話だ。

番組では、本書にも登場するエピソードが複数紹介されていたけれど、そこはやはりテレビ番組。時間的な制約も大きく、話のインパクトも重視されることから、取り上げられる内容には限りがあった。結果として振り返ってみると、著者が当初に思い描いていた「華やかな空港を支える、さまざまな分野の陰の功労者たちの日々の奮闘を世間に発信」したいという願いは、ほんの一部しかかなえられなかったことになる。そのことを少し残念に思っていた時だった。折よく本書の執筆依頼が著者のもとに舞い込んだ。

本書では、著者が空港病院で直面した悲しくもおかしいドタバタ劇や、思わず誰かに話したくなる驚きの診療のほか、遠い異国の自然災害や、半世紀も前に終結した戦争を起源とする乗客たちの命の危機、医療の死角地帯にいる外国人労働者の問題、小児科・産婦人科・救急科といった必須医療分野における医師不足の問題など、空港という世界の縮図を舞台に働く著者だからこそ語れる社会の影も描かれている。

一方で、地味ではあるけれど、あらゆる疾病や怪我の一次対応を一手に担う〝家庭医学科専門医〟ならではの視点で、万人向けにコンパクトにまとめられた、旅先のみならず日常生活の中でも使える医療的豆知識もちりばめられている。

けれど、やはり注目してもらいたいのは、空の安全を守るべく航空従事者専用の厳しい健康診断を課せられるパイロットや航空管制官にかかるプレッシャー、日常的に気圧の変化や放射線にさらされる客室乗務員たちの健康上のリスク、頭部や手などにいくつもの縫合痕を刻みながら黙々と業務に取り組む整備士や空港レストラン職員の苦労など、空港業務を支える陰の功労者たちの活躍だ。

そして、そうした人々を支えるべく、日々奮闘する著者をはじめとした仁川空港医療センターのスタッフたちの勇姿である。本書を読んだ皆さんが、次回どこかへ旅する際、世界中の空の安全と快適を守る人たちに思いを馳せてくれたらと願う。

最後に、人の命を預かる医療現場とは比べられないけれど、本の製作現場でも、たくさんの人たちが細心の注意を払い、使命感をもってそれぞれの業務に取り組んでいる。特に本書に関しては、少々特殊なものも含め、医療や航空関連の情報が満載だったので、内容に誤りがないか、誤解を招く表現はないかなど、訳文のチェックにはいつも以上に神経を使った。訳者だけでは調べきれない細かな情報を一つ一つ丁寧に裏取りしてくださった校正の安朋子さんをはじめ、随所でアドバイスをくださったアンフィニジャパンの水科哲哉さん、本書の魅力を最大限に引き出すべくご尽力くださった原書房の善元温子さんには、この場を借りて深く感謝を伝えたいと思う。

二〇二五年二月

渡辺麻土香

【著者】

シン・ホチョル（신호철）

仁川国際空港医療センター長。大学時代は、平等な社会を夢みて学生運動に参加し、一度は大学を除籍になったものの、民主化により復権。復学して再び医学の世界へ戻り、2005年より空港医師生活をスタートさせる。途中、あまりのストレスで退職を希望したが、後任者が決まらなかったことから、これも運命と受け入れ現在までセンター長を続けている。将来の夢は、自身の趣味を活かして「運動中に倒れても心肺蘇生を受けられる体育館」を経営すること。

【訳者】

渡辺麻土香（わたなべ・まどか）

韓日翻訳者。訳書にパク・ソリョン『コミック・ヘブンへようこそ』(晶文社)、キム・ヘナム『「大人」を解放する30歳からの心理学』(CCCメディアハウス)、キム・ヨンソプ『アンコンタクト』(小学館)、オリガ・グレベンニク『戦争日記：鉛筆1本で描いたウクライナのある家族の日々』(河出書房新社)、ハン・ミファ『韓国の「街の本屋」の生存探究』(クオン)など。

공항으로 간 낭만 의사
(Romantic Doctor who Went to the Airport)
by 신호철 (Shin Ho-chol)

こちら、空港医療《くうこういりょう》センター

救急《きゅうきゅう》ドクター奮闘記《ふんとうき》

2025年4月3日　第1刷

著者…………シン・ホチョル

訳者…………渡辺麻土香《わたなべまどか》

翻訳協力…………合資会社アンフィニジャパン・プロジェクト

装幀…………chichols

発行者…………成瀬雅人
発行所…………株式会社原書房

〒160-0022 東京都新宿区新宿 1-25-13
電話・代表 03（3354）0685
http://www.harashobo.co.jp
振替・00150-6-151594

印刷…………新灯印刷株式会社
製本…………東京美術紙工協業組合

ISBN978-4-562-07505-8, Printed in Japan